愛着障害と複雑性PTSD

生きづらさと心の傷をのりこえる

岡田尊司

SB新書
667

はじめに　生きづらさの背景にある不安定な愛着とトラウマ

愛着とトラウマの関係

健康で幸福な人生の土台となるしくみが「愛着」である。

愛着は、心理学的なしくみというよりも、オキシトシンというホルモンに支えられた生理学的なしくみであり、哺乳類に共通している。それゆえわたしたちは、ワンちゃんやネコちゃんと相思相愛の絆を育《はぐく》むこともできるし、そこから慰めを得ることもできる。

生きる力の源泉は、愛着に負うところが大きく、親やパートナー、身近でかかわる人たち、飼っている動物といったものが重要な存在となる。

快不快の生理的欲求だけを満たして生きることは、多くの人にとって空しいものだ。生きることに意味と救いを与えてくれるものがあるとしたら、恐らく、この愛着というしくみをおいてほかにないだろう。

一見高尚に見える思想や事業も、源流をたどると大抵、愛着の問題に行き着く。自

分が愛着する存在を救いたいという願望からはじまっていることもあれば、傷ついた愛着をのりこえたいという願いや、そうした悲劇を防ぐためになにかをしたいという思いが原動力となっていることもある。

もちろん、愛着が希薄な人の場合、人に対する愛着よりも、物に対する愛着や興味が、その人に生きる意味を与えることがある。だが、こうしたタイプの人でさえも、愛着の欲求から完全に自由であることはなく、愛着する存在をもち、その存在に愛されたいという欲求が満たされるかどうかということが、その人の幸福を大きく左右する。

したがって、愛着のしくみが不安定で、機能低下をきたした状態である「不安定な愛着」や「愛着障害」を抱えていると、対人関係が不安定になりやすいだけでなく、ストレスや不安に脆《もろ》くなる。

一方、**わたしたちの健康と幸福を脅《おびや》かす要因が、日々のストレスであり、それが回復の限界を超えてしまったものが「トラウマ」**である。不幸で過酷な出来事そのものよりも、それによって心に生じたダメージの影響のほうが、しばしば深刻である。人生の可能性を著《いちじる》しく狭め、他者や世界に対する信頼だけでなく、自分自身に対する信頼までも奪ってしまう。トラウマは、われわれの安全を脅かす最たるものの一つということになる。

トラウマが破壊的作用をもつとすると、愛着は破壊から守るしくみである。愛着のしくみが不安定な人では、つまり適切に守られずに育った人では、トラウマから身を守る能力も弱くなってしまう。その結果、比較的小さな出来事でも、大きなダメージを負いやすい。

そのうえ、守ってくれるはずの存在が、安全を脅かす存在となって、ダメージを与えてきたとしたら。

それが**虐待やネグレクト、支配やＤＶ（ドメスティック・バイオレンス）**などによる**「愛着トラウマ」**であり、なかでも、**もっとも深刻な状態が「複雑性ＰＴＳＤ」**である。

本来ならば安全と安心を守ってくれるはずの存在が、その役割に反して、その子その人の安全と安心を脅かす。

とくに子どもの場合は、養育してくれる存在に頼ることでしか生きていけない。逃げ場のない従属関係のなか、子どもは親に愛されようとする。それゆえ、**親という環境に合わせて、自分をかたちづくることになる。**自分を虐《しいた》げ、支配する存在に合わせることが、自分の一部となる。その結果、**避けるべきであるはずのトラウマ的状況が、ほかの人との関係においても再現し、繰り返される**ことになる。

トラウマ的な愛を繰り返す人

その人の愛着の特性は、さまざまなところで姿を見せるが、それがもっとも顕著《けんちょ》なかたちで現れるのは、愛し方、愛され方においてである。

たとえば、愛情について、人はそれぞれ流儀や信念をもっているが、以下のような信念にとらわれている人も少なくない。

愛とは、相手の理不尽で、不公平な仕打ちに耐えること。

愛とは、相手の要求を拒《こば》まないこと。

愛とは、相手が自分を、相手の一部のように「利用」するのを許すこと。

愛とは、相手の悪い面には目をつむり、神経を麻痺《まひ》させること。

愛とは、自分を犠牲にすること。

これは、とくに「不安型」と呼ばれる愛着スタイルを抱えた人で、しばしば見られるものであり、このタイプの人は、相手への服従や一方的な自己犠牲こそ、愛の証だと思い込みやすい。

もちろん、ちょうど裏返ったような信念をもつ場合もある。先に列記した信念において、「相手」という言葉を「自分」という言葉に入れ替えてみればいいだろう。傲《ごう》慢《まん》で一方的な搾取《さくしゅ》や支配に応えてくれることが愛だ、という理想をもっている人も少なからずいるのである。

正反対なタイプが出会えば、最初はとても都合がよく、理想の伴侶《はんりょ》を手に入れたように感じることだろう。だが、それはいずれ行きづまる。傲慢と一方的な搾取はエスカレートしやすく、自己犠牲的な献身は、報われないどころか、暴力や裏切りとなって返ってくることになりやすいからだ。

そして、なによりも問題なのは、**過度に自己犠牲的な「信念」や「流儀」は、その人を虐げ、支配することが当たり前だった、不適切な養育環境の産物**だということである。つまり、自己犠牲的に献身することは、その人を支配してきた親との関係を再現していることになる。

やがて、なんとも言えない息苦しさや心身の不調が強まるとともに、その生き方を続けていくことが困難になっていく。それは、ある意味、体が、限界を教えてくれているともいえる。植えつけられた「信念」はまだその生き方を続けなければと思っていても、それを体が拒否している。生き方を見直すときがきているのである。

愛着とトラウマの二重の支配

愛着は、うまく機能すると、その人を守る最大の力となる。しかし、一つ間違えると、その人を支配し主体性を奪う拘束具となってしまう。

そして**不安定な愛情や不適切な養育しか与えられなかった人ほど、親を求め、偽親《にせ》に支配されてしまいやすい。**

愛着トラウマの最大の難しさは、傷つけられた部分と、にもかかわらず親を求めてしまう部分が同居していることに起因する。それは、親に反発する部分と、親が教え込んだようにふるまってしまう部分が同居していると言い換えることもできる。

親から植えつけられた部分は、その人の考え方や行動スタイルに組み込まれ、親に支配される必要がない状況になっても、同じことをしつづけてしまう。親から否定されつづけたことによって傷つき、自信を失ってしまっただけでなく、親が自分を否定してきたように、自分自身が、自分を否定しつづけてしまうのだ。

だが、そのことに気づければ、反応や行動は変えられる。そうすることが当たり前で、そうするしかないと思っていることの多くは、単なる思い込みだということに気づく。

過去に起きたことは変えられなくとも、それをどう受け止めるかは変えていける。

さらに、これからの自分の生き方は、自分が選ぶことができる。親の影響から解放され、自分本来の考え方に従って行動することが、愛着トラウマという二重の支配を脱する一歩となる。

本書では、愛着障害のなかでも愛着トラウマ（未解決型愛着スタイル）と、そのもっとも深刻な状態である複雑性ＰＴＳＤについて、愛着とトラウマという両方の観点から理解を深めていきたい。

そして、不安定な愛着に加えて、深い心の傷を抱えた状態を、どのようにすれば克服できるのか、最新の治療理論やアプローチとともに、そこから脱出をはたした実際のケースも紹介しながら、可能な限り具体的に示していきたいと思う。

なお、本書には、理解を深めるため、多数の事例が登場するが、著名人のケースについては、公刊されている資料に基づいて記載を行い、その傾向や診断については、今日《こんにち》の診断基準と照らし合わせて、著者が推測したものである。また、一般人のケースについては、実際のケースをヒントに再構成したものであり、特定のケースとは無関係であることをお断りしておく。

第1部 愛着トラウマと複雑性PTSD

第1章 生きづらさの正体

第4章

複雑性PTSDの症状と診断

第5章

脳・心・体でなにが起きているのか

第2部 愛着トラウマを克服する

第6章

回復のための理論と方法

第7章

回復のステップ

終章

自分の人生を生きる

第1部

愛着トラウマと複雑性PTSD

第1章

生きづらさの正体

人口の三割以上が「愛着障害」を抱えている

「愛着障害」という言葉が、一般にも広く知られるようになったのは、ここ十年ほどのことである。四十年ほど前に、この言葉が最初に公式に用いられたとき、その意味するところは、深刻な虐待やネグレクトを受け、心身の発達や社会性に困難をきたした、極めて悲惨な子どもたちの状態を指し、その頻度は、非常に稀なものとされていた。

ところが、その後の研究で、そうしたケース以外にも、**母親との不安定な愛着を示す子どもは、人口の三割程度かそれ以上にも及び、そうした傾向は、大人になっても解消されず、多くの人が引きずっている**ことがわかってきた。

こうした「不安定型愛着スタイル」のケースも含めて、「愛着障害」として理解されるようになってきた。

愛着障害を抱えた人は、一見「発達障害」に似た特徴を示すことも多く、対人関係、とくに親密な対人関係において困難が強まりやすい。また、自己肯定感の低下や心身の不調をともないやすいこともわかってきた。こうした人たちは、「発達障害」

と診断されることも少なくないが、なにかしっくりといかないものを感じ、発達障害としての治療もあまり奏功せず、もやもやした状況が続くことも多い。

愛着障害は、本来「安全基地」として無条件の愛情と世話で子どもを守ってくれる養育者（通常は母親）が、「安全基地」としての役割をうまくはたせないことによって生じる。愛着が形成される期間は限られており、概《おおむ》ね一歳半までが、もっとも重要な時期とされる。

それ以降でも、愛着の形成は可能だが、それまでの時期に安定した愛着が形成されなかった子には、深刻な影響が残りやすい。基本的な安心感の乏しさや他者に対する信頼感が弱いといったことは、その代表的な特徴である。周囲の反応におびえ、傷つきやすい傾向を抱えるか、周囲にはなにも期待せず、無関心な態度を身につけるか、どちらかになることで、状況に適応しようとする。

どちらにしても、ストレスを受けやすく、健康面のリスクも高まりやすい。実際、**不安定な愛着は心身の健康状態だけでなく、平均余命にも影響する**のである。

愛着形成の核は一歳半までが臨界期とされるが、その時点で安定した愛着が形成されていた場合でも、その後の要因によって、不安定な愛着に変わってしまうことがある。虐待やネグレクト、心理的な支配とともに、親の精神疾患や離婚、家庭内葛藤などども、子どもの愛着を不安定なものに変えてしまう。それ以外にも、きょうだいからの虐待や学校でのイジメなども深刻な影響を及ぼしうる。

物心がついて以降に起きた出来事は、子どもの心に完全には同化されないまま、トラウマとなって残ることになる。未解決型愛着と呼ばれるタイプは、ある程度、年齢が上がってから起きた出来事（たとえば、親の離婚やイジメ）によって、安全基地が奪われることで愛着のしくみ（「愛着システム」とも呼ばれる）がダメージを受け、回復しないままになった状態だと考えられる。

それに対して、もっと幼いころに起きた養育環境の問題は、子どものなかに同化されてしまい、愛着スタイルとして自分自身の一部として一体化してしまうため、通常はトラウマとして意識されることはない。

成人してからは、恋人やパートナーとの関係が、本人にとって安全基地となるかどうかが、愛着の安定性に影響する。それ以外にも、職場において居場所を失うことや、上司との折り合いの悪さといったことも影響することがある。

愛着が安定したものとして機能するためには、「安全基地」と呼ばれる安心感のよりどころとなる存在との関係が重要とされる。その人の所属する集団に、一人でもそうした存在がいれば、愛着システムが、大きなダメージを負うことは免《まぬが》れやすい。逆に、家庭にも学校や職場にも安全基地となる存在がいない状況に置かれることは、愛着システムの機能不全を引き起こし、心身に支障を生じやすくなる。

愛着というしくみは、本人の安心を守るだけでなく、生命を守る根幹となるしくみと考えられ、それがうまく機能しなくなるとき、人は窮地に陥《おちい》る。

愛着は、冒頭にも述べたように、単なる心理学的なしくみではない。それは、生理学的な現象に基づいた生物学的なしくみであり、哺乳類に共通するものである。

哺乳類として受け継いできたこのしくみが危機的状況に陥り、機能不全を起こしているのが、「愛着障害」という状態なのである。それが広まっているということの意味を考えたとき、それは地球環境の破壊と同レベルか、それ以上の深刻な事態が進行していることに気づかされることになる。

トラウマで苦しむ人の増加

愛着障害とともに、今日多くの人が苦しむ、身近な問題となりつつあるのが、トラウマの問題である。

トラウマという言葉は、一般にも広く認知されるようになり、心が傷を受けたあと、その状況がなくなっているにもかかわらず、長期間にわたってさまざまな後遺症に苦しむ**「PTSD（心的外傷後ストレス障害）」**という状態も知られるようになった。

トラウマという言葉は、もともと「ケガ」という意味であるが、心のケガである「心的外傷」と訳されることが多い。医学的にトラウマという語が用いられたのは、大地震や戦争、生死にかかわる事故、犯罪被害といった突発的で、生命が危険にさらされるような出来事に遭遇する場合であった。

ところが、近年になって、**一回のダメージは生命にかかわるほどではなくても、長期間にわたって、逃れられない状況でダメージを受けつづけると、通常のPTSDに勝るとも劣らない深刻かつ持続的な影響が生じる**ことがわかってきて、**「複雑性PTSD」**と呼ばれるようになった。

その中核をなす原因が、親からの虐待である。それ以外にも、パートナーからのDVやハラスメント、学校や職場でのイジメなどが挙げられる。いずれもほかに助けを求めにくい、逃げられない状況において起きやすい。

なかでも、とりわけ深刻な事態となりやすいのは、親からの虐待である。身体的、性的虐待だけでなく、心理的虐待や支配も原因となりうる。

本来、だれよりもその子を愛し、守ってくれるはずの存在から傷つけられつづけることは、その人しか頼ることのできない幼い子どもにとっては、逃れようのない事態であり、もっとも信頼すべきものが信頼できない危険な存在であるという、絶望的な状況に子どもを陥《おとしい》れる。

「近代化」という名の社会の崩壊と人々の孤立化にともなって、豊かになったはずの社会で、そうした状況が起きやすくなっている。

愛着スタイルと愛着トラウマ

ある女性のケースを通して、具体的に見てみよう。

裕福な家庭に生まれ、箱入り娘として育ったYの場合

Yは、裕福な家庭に生まれ、箱入り娘として育った。母親は、有名な財閥の出身で、甘やかされてきたせいか、子育てを嫌い、華やかな社交生活のほうに熱心だっ

た。Yの世話は、お手伝いさんなど他人の手に任せっきりとなった。

母親は自分の美しさが自慢で、「きれいなお母さまをもって幸せだと思わなくちゃいけないわ」というのが口癖だった。Yは「家のなかに映画スターがいるようなものだった」と回想している。幼い子どもに必要なのは、自らが輝くことに熱心な「スター」ではなく、その子のことを第一に考えて、そばで寄り添ってくれる母親だった。

父親は海外に単身赴任しており、Yは子どものころから孤独を感じながら育った。

父親は、若いころにピアニストを目指したこともあったが、妻となる女性と軽井沢で出会い、惹かれあったとき、女性の実家から結婚の条件として突きつけられたのが、ピアニストの道を断念し、銀行家になることだった。

父親は、娘にピアノの特別な才能を期待していたようだが、Yがピアノを弾いていると、父親から飛んでくる言葉は、「違う。そうじゃない。お手本を見せてあげよう」だった。

Yは感受性の強い子で、父親が自分に失望していることを、痛いほど感じとった。

非常に優れた才能をもちながらも、Yは、母親からも父親からも、否定的な評価を感じることが多かったのである。Yは、父親からは口出しされない領域、文学に関心をもち、次第に作家を志すようになる。

しかし、書いたものを学校の先生に見てもらうと、返ってきた反応は、Yが期待した賞賛や共感ではなかった。Yの書いたものは、小説でもなければ、エッセーでも詩でもなく、それらの垣根を超えたもので、常識的な形式にとらわれていた人には、どう評価していいかもわからなかったのだ。

母親は世間体にうるさく、大学生の娘が喫茶店に出入りすることさえ禁じた。日本での暮らしが窮屈になったYは、父親の赴任先であるニューヨークの大学に移ることを希望して、父親のもとに向かう。母親もついてくることになったとはいえ、Yにとってはこれが、大きな転機となる。

大学入学に備えて、夏休み期間中に開かれる夏期講習に参加したのだが、そのあいだ、両親から離れて大学の寮で一か月ほどをすごすことになったのだ。そこでいっしょになった女子学生に、課題のエッセーについて、なにを書けばいいかアドバイスを求めたことが、自分と向き合うきっかけとなった。

相談した女子学生は、たまたま精神療法を学んでおり、彼女に自分の生い立ちについて書いてみたらとすすめられたのだ。いわば自分史である。

その作業をするなかで、Yははじめて、自分の生い立ちが特殊なものであるだけでなく、世間的な豊かさとは正反対ともいえる、ある部分での大きな欠落を抱えていることに気づいた。よくあることだが、ほかの家庭や親がどういうものであるかということを、交友を介して知るようになったことで、見えてきた面でもあっただろう。

それまで、不満や違和感はあったものの、両親に対してあからさまに反発したり反抗したりすることなく育ってきたのだが、Yにとっては当たり前のことと思って考えないようにしていたことが、決して当たり前ではなく、それが、このところ強く感じるようになっていた息苦しさとつながっていることを、理解するようになったのだ。

それでも、表向きは両親に合わせて暮らしていた。それが激変することになったのは、ニューヨークのジュリアード音楽院で学ぶ日本人の若手音楽家と知り合い、交際をはじめたことからだった。

それを知った母親は猛反対する。だが、もうYは以前の箱入り娘ではなかった。Yは家を飛び出し、相手の男性のところに行ってしまう。慌てたのは両親のほうだった。父親ももともとはピアニストを目指していたのだから、冷静になって考えてみれば、娘がそうした男性に惹かれることは、必然性のあることだった。

両親は折れて、披露宴だけはするという条件で、二人の結婚を認めた。

だが、これ以降、Yは両親と距離をとるようになり、経済的にもできるだけ頼らずに生きていこうと心に決めたようだ。そのため、食うや食わずの暮らしになることも多かったが、ニューヨークでYは、前衛芸術家の道を目指しはじめるのである。

しかし、Yの試みは、時代に少し先んじすぎていた。大衆からも批評家からも一顧だにされず、しかも夫となった男性との結婚生活も行きづまっていた。夫は、意外に古い価値観の持ち主で、昔ながらの良妻賢母型の女性をYに求めたのだ。

だが、それは、Yにはいちばん苦手なことだった。そんなすれ違いのなかで、対人関係における不安定さも強まっていく。Yは夫以外にも、ほかに何人かの男性と関係をもつようになり、何度も中絶をしなければならなかった。そして、身も心もボロボロな状態で、生活を立て直すために日本に帰国することになったのである。

だが、日本にはもっと居場所がなかった。夫とかたちのうえでは同居を続けていたが、夜になると不安定になり、マンションの十一階の部屋から飛び降りようとして、それを夫が必死に止めるということが繰り返された。その挙句、睡眠薬で自殺を図り、精神科病院に入院となったのである。

一見恵まれた環境でも不安定な愛着スタイルになりうる

Yのケースは、一見恵まれた家庭でも、不安定な愛着スタイルがどのように形成され、不安定な愛着スタイルと愛着トラウマがどのように絡まり合って、深刻な問題に発展していくかを考えるうえで、一つの典型的な経過を教えてくれる。

幼いころから、娘への愛情に欠けた自己愛的な母親に育てられたYは、不安定な愛着しか育めなかった。だが、それは、明確に自覚されることもなく、ある時期までは、当然のこととして彼女のなかに一体化され、不安定な状態が表面化することもなかった。まだ自覚されていない苦しさや違和感は、自己表現への渇望となってはいたが、自分自身も周囲も、その深刻さに気づいていなかったのである。

外の世界を知るにつれて、自分を少しずつ客観視するようになるとともに、親に対する見方も距離を置いた冷ややかなものに変化していく。そして、その溝《みぞ》が決定的となったのが、最初のパートナーとなる存在との出会いである。親が交際に反対したことで、一気に彼女は、親の支配を脱する方向に、爆発的な自立を開始するのである。だが、自立しようとすることは同時に、守られなくなるということでもある。Yの場合、親への反発が激しく、親が安全基地とはなりえない存在だったため、パートナーにその代わりを求めたが、パートナーもしょせん、自分のことで手いっぱいであり、彼女を支えられるほどの余裕も安定ももたなかった。

期待はたちまち失望に変わり、それを求めようとして、不安定な異性関係が繰り返されることになる。それは、両親とのあいだで不安定な愛着しか育めなかったことの結果でもあるが、新たな関係が破綻するたびに、さらに傷を負うという悪循環のプロセスでもあった。

つまり、**不安定な愛着スタイルが、親以外の関係によって補われ、バランスがとれるようになれば、安定した愛着スタイルへと脱皮することも可能**なのだが、とかく起きがちなことは、**不安定な愛着スタイルが、不安定な人間関係を呼び寄せ、同じことが再現されることで、さらに不安定な愛着スタイルが強まる**ということである。さらにそれだけでなく、傷つくことを繰り返すなかで、心が傷だらけになってしまう。Yの二十代に起きたことも、まったく同様であった。

そして、本当に不安定さが極まった状態というのは、もともとあった不安定な愛着スタイルに、いくつものトラウマが重なったときに生じるのである。つまり、不安定な愛着スタイルに愛着トラウマが累積し限界を超えることで、一気に均衡が崩れる。それが、自殺企図《きと》や自傷行為が中心に見られる場合、境界性パーソナリティ障害という状態になるし、トラウマのフラッシュバックや回避、解離などにより生活が行きづまる場合、複雑性PTSDと呼ばれる状態となる。両方が混じっていることも少なくない。

睡眠薬や薬物への依存は、しばしばトラウマ体験によって起きた過覚醒による睡眠障害とともに、トラウマから逃れようとして生じることも多く、Yの場合も、この当時、そうした傷を満身に負っていたと思われる。

さて、Yとは、オノ・ヨーコ、のちにジョン・レノンの妻となり、前衛芸術家としてだけでなく、社会活動家としても知られるようになる女性である。このとき、ヨーコは二十代の終わりであった。ジョンと出会うのは三十三歳のときであり、ジョンは彼女の三人目の夫となる。この入院というどん底の状態から、ジョンと出会うまでの四年ほどのあいだに、ヨーコは、最初の夫との離婚、もう一人別の男性との結婚、そして娘の出産を経験することになる。

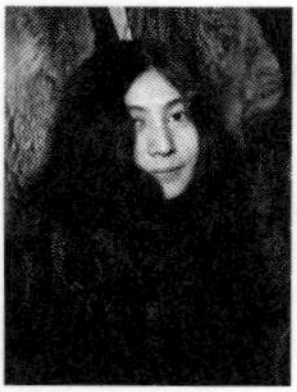
写真：Photoshot / アフロ

そうした経験を経て、ヨーコは、お互いがお互いの安全基地となる存在を、ついに手に入れることになる。

愛着障害と複雑性PTSDの違い

このように、愛着障害と複雑性PTSDという二つの状態には、虐待やネグレクトといった養育環境の問題を抱えていることが多いという以外にも、対人関係や感情面の不安定さ、自己肯定感の低下など、共通する点が少なくない。

愛着障害には「未解決型愛着スタイル」というカテゴリーがあり、そうしたタイプは、「愛着トラウマ」と呼ばれることもある。ますます複雑性PTSDと重なるように見える。では、愛着障害と複雑性PTSDは、すっかり重なる、同一のものかというと、じつはそうではない。

複雑性PTSDは、あくまで、長期にわたって逃げられない状態で、ダメージを繰り返し与えられたことによるものである。ダメージを与えた存在が、身内であるか他人であるかは問わない。

一方、愛着障害は、養育者の不適切なかかわりによるものであり、無関係な他人か

らの攻撃によってでは、愛着障害は生まれない。

大切に思っている存在から傷つけられるという根源的な悲劇を、愛着障害は背負っている。守ってくれるはずの存在が守ってくれるどころか、傷つけてきたという背信行為にともなう衝撃と混乱がそこにはある。愛する人から裏切られたことへの悲しみや怒りが特徴的なのだが、そのどちらの感情もその人を求めているがゆえでもある。愛する気もちと憎々しく思う気もちの両方が不安定に同居したり、求めていながら突き放してしまったりするアンビバレントな感情は、愛する人から傷つけられることで生じる愛着障害特有のものである。

愛着障害と複雑性ＰＴＳＤには、もう一つ重要な違いがある。

愛着障害の多くはむしろ、自分の問題を自覚しておらず、苦しみや苦痛を感じるどころか、自分を支配する存在への献身に喜びを感じていることも珍しくない。自分をろくに愛してくれなかった存在を、理想化し、崇敬していることもある。トラウマさえ残さない「完全犯罪」とでも言える状況だが、少なくとも表面的には、あまり波風もなく安定しているのである。

たとえば、「回避型愛着スタイル」では、愛着の課題を抱えているという自覚は乏しく、親に対しても、特段の感情をもたない。「普通の親」だと思っている。そう思うことで、自分が味わった愛情に乏しい養育で傷つくこともないし、これからの人生でも、やさしい愛情など期待しなければ、それが与えられなくても平気でいられる。

子育てにまったく関心のない母親に育てられたTの場合

男性Tの母親は、お嬢さん育ちのうえに、作家志望で、まったく子育てに関心がもてなかった。原稿を書く邪魔になるからと、幼いTを、柱に結んだひもにつないで、一人で遊ばせておくこともあった。そうしたネグレクトのせいばかりにはできないにせよ、Tの妹も弟も二歳になるかならないかで亡くなっている。

だが、父親は、母親以上に子どもに無関心だったと言えるかもしれない。下の息子が亡くなったというのに、仕事を中断しようとせず、亡くなったわが子の様子を見に行こうともしなかった。「死んじゃったものは、しかたがねえじゃねえか」というのが、その弁解だった。関心がなかったというよりも、悲しみに向き合うことが苦手だったのかもしれない。

母親は家庭では女王さま扱いで、なんでも許されたが、それでも母親は始終不安定になった。

お金やわがままでは、その空虚を満たすことはできなかったのだ。それに、父親は飲酒のために男性的に不能になっていた。父親は、母親が自分以外の男性とつき合うことを認め、ついには、不倫相手の男性と同棲することまで許した。

Tは、母親と母親の愛人がもめると、あいだに挟まって、母親をかばうということもあった。小学校も上の学年になるころには、母親のほうがTに甘えて、頼ってくるようになった。親子の立場がすっかり逆転したのである。

本来、一家の中心にいて、家族みんなから愛《め》でられるべき地位を、母親が占め、そこに座るはずの子どもは、脇役に押しのけられていた。だが、ろくにおむつの世話もしてくれなかった母親に対して、Tは、崇拝に近い愛情を捧げた。

Tとは、「太陽の塔」の制作でも知られるアーティスト岡本太郎であり、母親は小説家の岡本かの子、父親は漫画家として一世を風靡《ふうび》した岡本一平である。

岡本太郎は、「すばらしいお母さまをおもちになって」と言われるたびに、なんとも居心地の悪い気もちがしたと回想し、「母親というものをいっぺんももったという気がしない」とも書いているが、それでも、彼は、母親らしいことをしてもらえなかったことを恨むどころか、母親をまるで守ってやらなければならない妹か娘のようにかばうのである。

岡本太郎は芸術の分野で、一種奇矯《ききょう》とも見える自己顕示性を発揮し、社会的にも成功したが、生涯結婚することはなかった。「自分の子どもをもちたいとは思わなかった」と述べているが、生涯独身となったのには別の事情もあった。

かの子が亡くなって以降、しばらくは失意に暮れていた父親だったが、やがて再婚し、ほとんど晩年になってから、まるでかの子とのセックスレスをとり戻すかのように、四人もの子どもをつくったのだ。そして、四人目の子どもが、まだ乳飲み子のうちに、一平はあっけなく死んでしまう。太郎にとっては、異母きょうだいということになるが、わが子ほど年の離れた弟妹たちと義母を、自分が食うのにも苦労する戦後の大変な時期に扶養することになったのだ。

虐待やネグレクトとして数え上げれば、きりがないほどひどい目に遭ったうえに、母親をかばい、父親のあと始末からも逃れられないのは、不十分な愛情しかもらえなかったがゆえに親に執着してしまい、それが生きがいにさえなってしまう、愛着の支配の恐ろしさとしか言いようがない。幼いころからそれが日常になって回避型愛着スタイルが完成すると、愛情不足がトラウマにさえならないということも起きるのだ。

不安型と呼ばれる愛着スタイルの持ち主も、ある時期までは、親のことを「よい親」「愛情深い親」と理想化しているか、「可哀そうな親」だから自分が助けてあげなければならないと思って、献身してきたという状況も少なくない。

それに対して、複雑性ＰＴＳＤや未解決型愛着スタイルの特徴は、その体験（の記憶）に安全を脅かされ、それがいつ襲いかかるかもしれない恐怖におびえて暮らしている。親からされたことや親の存在そのものが侵襲性と自己異質性をもち、それを同化することなどできず排除したいのだが、それもままならず苦しんでいるということだ。

過去の出来事に日々苦しめられる二十代の女性の場合

二十代半ばの女性Ｊさんは、もう十年以上前の出来事が、毎日のように生々しくよみがえってきて、そのたびに落ち込んだり、自分を責める気もちになったりして苦しんでいた。それは、彼女が中学生のときに起きた出来事だった。中学に入るころまでは、Jさんは両親から愛されてすごしていた。それゆえに、急激に起きた家庭の崩壊は、ショックだったと言える。

最初の異変は、一流メーカーに勤めていた父親が、上司と衝突して、窓際に追いやられたことだった。それでも、父親は家族のために会社に残ることを選択したが、ボーナスが大幅に減って、住宅ローンが払えないということで、両親がケンカをしていたのを覚えている。それまで、ほとんどケンカもない仲のいい夫婦だったので、Jさんの印象に残ったようだ。だが、それが崩壊の序曲だった。

それまで専業主婦だった母親は、働きに出るようになった。母親は、すらっとした美人で、四十代になっていたが、年よりずっと若く見えた。父親が、母親が働きに出るのに反対したのも、悪い予感があったのかもしれない。

外で働きはじめると、仕事のほうが楽しいらしく、母親の帰りが遅いことも増えた。家のことをあまりやらなくなったことで、両親がもめることが頻繁になり、「もう専業主婦じゃないのよ」と母親はよく言い返していた。

Jさんは、父親のことが嫌いなわけではなかったが、母親から不満を聞かされることが多くなり、苦労している母親に同情するようになっていたので、両親が別居するということになったときも、すんなり納得したのだった。

母親は強く離婚を望んでいたが、父親はそれに抵抗していた。それに対して、母親は父親を毛嫌いするように顔をしかめ、つらそうにするので、Jさんは、母親に未練がましくしがみつこうとする父親に対して、怒りを感じるのだった。父親に「早く別れてあげて」と、怒りのメッセージを送ったこともあった。受験を控えていたということもあり、両親のもめごとに、これ以上邪魔されたくないという思いもあった。

その日、塾に行ったものの、頭痛がして、いつもより早くJさんは帰宅した。「ただいま」と言いかけて、Jさんは言葉を呑み込んだ。玄関に男物の革靴が脱いであったのだ。一瞬、父親が帰ってきたのかと思ったが、父親のものではなかった。

不審に思って、リビングのほうに入ろうとして、Jさんは、凍りついた。寝室のドア越しに、母親の怪しげな声が漏れてきたのだ。中学生でも、なにをしているかは、察しがついた。まずいところに帰ってきてしまったらしいということも。Jさんは、そのままあとずさると、家を出た。

外で時間をつぶしながら、母親に裏切られたような思いが渦巻いた。母親の帰りが遅かったことも、両親の関係が急に冷え切ったことも、そういうことだったのかと合点がいったが、同時に、なにも考えたくない気もちにもなっていた。

いつもの時間に家に戻ると、母親はなに食わぬ顔で、Ｊさんを出迎えた。Ｊさんもなにも言わなかった。

父親との離婚協議が急展開を見せたのは、その直後だった。父親にあのメッセージを送ったことを少し後悔していたが、早く終わりにしてほしいという思いも正直強かった。

日曜日だったが、両親が最後の話をすることになって、父親がやってきた。ちょうど定期テストの前日で、正直、さっさと終わってほしいと思っていた。

だが、父親はまだ踏ん切りがつかないのか、このときになっても母親を説得しようとしていた。そして、思いもかけないことだったが、父親が母親の前にひざをつくと、「おれが悪かった。もう一度やり直してほしい」と、土下座をしたのだ。

なにをしているの。お父さんはなにも悪くないのに。と、Ｊさんは心のなかでうめき声をあげながらも、同時に、そんなことをしたって、もう手遅れなのに。みっともないだけだから、潔く諦めたらいいのに。と、思う自分もいた。結局、Ｊさんは、口をつぐんだままで、みじめな父親の姿から、顔をそむけただけだった。

離婚が成立して、少したったある日、母親が、仕事でいつも世話になっている人だと、一人の男性を紹介した。その男の顔をJさんはまともに見られなかった。

それまで住み慣れた住居は売却されることになり、引っ越さなければならないという段になって、母親は、例の男性が、自分の家のあいている部屋を使えばいいと言ってくれていると切り出した。

どういうこと、と、はじめて強い怒りを感じたJさんは、あの男性と三人で暮らすのは、絶対、嫌だと抗議した。

だが、母親から、自分だって親子二人で暮らしたいが、自分の収入では、家賃を払って生活するのは難しいし、Jさんの学費のことも考えないといけない。ほかにどうすることもできないのだと、せつせつと訴えられると、結局逆らえなかった。母親がそうしたいのなら、そうするしかない。でも……。お父さんを裏切ったのは、あんたじゃない、という言葉を投げつけたくなったが、ぐっと呑み込んだのだった。

それから、三人での暮らしがはじまった。だが、それは想像以上に不快なものだった。

いちばん嫌だったのは、二人のセックスの声や音を壁越しに聞かされることだった。

そんなことが毎日のように繰り返されても、なにも感じないようにしてきた。

ところが、一年ほど前に、人づてに父親がとても寂しがって、酒ばかり飲んでいるという噂を聞いてから、急に心がざわつくようになった。

母親の不倫を発見したあの日のことがよみがえり、さらに、母親の前で土下座して、別れたくないとすがっている父親の姿が目の前に迫ってくるのだ。

わたしのせいだ。あのとき、母親をかばって、本当のことを言えなかったわたしのせいで、こうなったのだ。お父さんは謝る必要なんかない、謝らないといけないのはお母さんのほうだとはっきり言っていれば、なにもかも違っていたのに。本当にかばうべきは、お母さんではなくお父さんだったのに。わたしが悪いのだ……。

そんなふうに自分を責めつづけながら、がたがた震え、涙を流す。そうした状態が、強まってきていた。

以前から家を出たかったが、母親はJさんが一人暮らしの話をするたびに、悲しそうな顔になった。その顔を見ると、結局、それ以上は言えず、そんな生活が何年も続いてしまったのだ。

ありがちなことだが、不安定な愛情しかもらえていない人ほど、それを手放せない。

そして、もう一つ注意すべきは、記憶のフラッシュバックや自分を責める感情が強まるのは、その出来事の直後とは限らず、ある程度時間がたってから、あるいは、その人がある程度成長して、その出来事の意味や相手の気もちがわかるようになってからということも多いということだ。通常のＰＴＳＤとは異なり、愛着トラウマと結びついた複雑性ＰＴＳＤの場合には、しばしば見られる状況である。

複雑性PTSDの患者を苦しめる「記憶」

そもそも、親からされた体験を自己異質的なものとして認識するためには、ある程度確立された自我意識が生まれている必要がある。実際、複雑性ＰＴＳＤにおいてトラウマと呼ばれるものは、通常、フラッシュバックなどのかたちで再現されるもの、つまり想起が可能なものを指す。**複雑性PTSDの患者の多くが苦しむのは、その出来事を想起できる年齢になってから起きた出来事（の記憶）によってである。**

複雑性ＰＴＳＤは、虐待やネグレクト以外にも、それよりあとに起きるイジメやハラスメント、強制収容所体験や迫害、パートナー間の暴力やストーキング、性被害、不貞行為やセックスの強要、中絶などが繰り返されることによっても生じる。

つまり愛着形成の時期よりも、だいぶあとの時期において起きた出来事によるトラウマがむしろ主体を占めるのである。言い換えれば、不安定な愛着の問題は、複雑性PTSDよりも、はるかに先行して起きる問題だということだ。

問題を少しわかりにくくするのは、安定した愛着を形成できていたとしても、その後の体験において、愛着システムにダメージを与えるようなトラウマ体験に繰り返し遭遇すると、複雑性PTSDの症状を呈するようになるだけでなく、先のJさんのように安定型だった愛着が不安定型になってしまうこともあるということだ。そこから、愛着障害と複雑性PTSDは同じものだという誤解も生じやすいのだが、それで、両者が同一のものであるということにはならない。

もともと不安定な愛着を抱えている場合には、ストレスやトラウマから身を守るしくみが弱いだけでなく、守ってくれるはずの身内からダメージを与えられるという二重のリスクを抱えてしまう。つまり、不安定な愛着は複雑性PTSDを呼び寄せやすく、愛着障害とトラウマの負の連鎖に陥りやすいのである。

ただ、ときにはJさんのケースのように、それまでの愛着が安定したものであったがゆえに、それが崩壊することに対して、大きな混乱や苦痛を生じるだけでなく、その人にしがみつこうとして、よけいにダメージを負ってしまうということもある。

愛着障害はトラウマ理論で説明できるのか

さらに、愛着障害とトラウマには、生理メカニズムの点からも根本的な違いがある。トラウマを生む典型的な状況は、危険との遭遇であり、その最たるものは、生物学的には捕食者にとらわれ、食べられそうになることである。

トラウマ治療の最高権威の一人、ピーター・ラヴィーンが、PTSDからの回復を説明するために、繰り返し例に挙げた状況は、捕食者にとらわれ、食べられそうになった動物の反応である。フリーズし不動化することで、捕食者からの致命的な打撃を避け、一瞬の隙をついて逃走し生き延びるか、それがかなわない場合は、神経をシャットダウンすることで、食べられる苦痛や恐怖を最小限にする。

九死に一生を得て生き延びることができた動物は、ブルルッと体を震わせただけで、また元通りの生活に戻る。フリーズして、シャットダウンしていたことで、ダメージは最小限に抑えられる。実際には、そう見えるだけで、似た状況に対して過敏になり、そうした状況を回避することを学習していると考えたほうがいいだろうが。

危険に遭遇した人間にも同じことが起きているのだが、ラヴィーンは、不動化した状態が中途半端に長引いた状態が、PTSDだと考えるのである。本来起きるブルッという震えが起きず、恐怖が体に封じ込められたままになっているというのだ。

生理学的レベルで起きることは、恐怖の中枢である扁桃体《へんとうたい》に、その場面が記憶されるということである。記憶の中枢である海馬《かいば》は、出来事を一つのストーリーとして言語化したかたちで記憶に蓄えるのに対して、扁桃体での記憶は、強い恐怖をともなう物音やにおい、雰囲気といった非言語的な感覚と結びついた原始的な記憶でしかない。

食べられそうになったときに感じた物音やにおいは、危険を示す信号として、扁桃体に刻み込まれる。それはこれから先、命を守るために必要な情報であるため、決して脳から消し去られてはならないし、その兆候を少しでも察知したときには、ほかになにをしていようが、一瞬のうちに、警戒態勢に入らなければならない。

問題は、その危険が去って、警戒する必要がなくなっても、その記憶が再現されつづけ、警戒態勢が続いてしまうことだ。

これが、トラウマを長く引きずりつづけるＰＴＳＤの状態ということになる。

愛着のしくみとトラウマのしくみを比べたとき、根本的にまったく違うシステムの機能の問題が起きていることがわかる。

愛着システムが、その人を不安やストレスから守る安心感の土台を提供し、ほかの人との協力関係を促進し、さらに安全と安心を高めていくしくみであるのに対して、トラウマは、危険を示す感覚情報と恐怖や嫌悪感といったネガティブな情動を結びつけることによって、致命的な事態から命を守ろうとするしくみであるが、それが不必要なときにも発動してしまうのがＰＴＳＤなのである。

安心と愛情を支えるしくみの機能不全も、警報を鳴らし危険を知らせるしくみの誤作動も、どちらも安心な生活を妨《さまた》げるという点では似ているが、起きていることには大きな違いがある。

安心と幸福の源となるしくみが故障している状態と、警報装置が故障して、アラームが鳴りっぱなしになっている状態で考えれば、鳴りっぱなしのアラームはたしかに耳障りで困るが、それを止めたからといって、すっかり問題が片づくわけではないということも明らかだろう。

第2章

トラウマとPTSD

トラウマとはなにか

事故や火災、戦争といった災厄《さいやく》に遭遇し、命の危険を味わうような経験をした人では、その直後だけでなく、その後、何年にもわたって心身に異変をきたす場合があることは昔から知られていた。

『デイヴィッド・コパフィールド』などの傑作で知られるイギリスの作家チャールズ・ディケンズは、大きな鉄道事故に遭遇し、彼自身は無事だったものの、たくさんのケガ人の救助をしながら惨状を目の当たりにした。数日たってから、ディケンズは次第に元気を失い、気分の悪さや意識がぼんやりするのを感じた。そして、すっきりしない状態は何年も続くことになる。

ラジウムの発見で有名なキュリー夫人（マリー・キュリー）は、夫ピエールを馬車の事故で突然失った。朝、いつも通りに大学に出かけた夫は、帰路、雨で濡れた石畳で足を滑らせ、転倒したところを馬車に轢《ひ》かれたのだ。変わり果てた姿となって自宅に戻ってきた夫に、彼女はとりすがって泣いた。ピエールは、最愛の人であり、二人の子どもの父親であっただけでなく、異国の地で駆け出しの研究者として孤軍奮闘するマリーを助け、ノーベル賞に輝く研究をともに成し遂げた同士でもあった。

外面的には、夫の遺志を継ぐ世界的な研究者として、私的な感情を見せることのなかったマリーだったが、家では、毎夜悪夢にうなされ、絶望の叫びをあげた。娘の回想によると、生気のない目が一点を見つめたまま動かなくなることや、気を失って床に倒れていたこともあったという。二人の子どもに父親について話すことを避けただけでなく、「ピエール」という最愛の人の名を口にすることにさえ、強い抵抗と動揺をともなった。それも、残りの生涯にわたって。

通常の死別でも心の傷は残るが、三か月程度で落ち着きをとり戻すことが多い。だが、事故や災害による死別は、健康に笑い合っていた存在が、突如、変わり果てた姿に変貌することによって、遺族となった者の安全感・安心感を破壊してしまう。

ある中学生の少女は、いつものように学校から帰宅すると、リビングと和室のあいだにある鴨居《かもい》にベルトをかけて父親が首をつっていた。少女は泣きながら、宙づりになっている父親の体を下ろそうとしたが、なかなか下ろすことができなかった。たった一人で、父親を助けようと悪戦苦闘しなければならなかったのだ。父親は結局亡くなっていた。

自分自身が命にかかわる経験をしていなくても、それを目撃することによって、同じようなトラウマを生じ、ＰＴＳＤを引き起こすこともある。幸い、直後からカウンセリングを受けた少女は、ＰＴＳＤを免れ、以前よりも前向きに生活を送っている。

戦争とPTSD　サリンジャーの場合

事故や事件、災害に遭遇することや、身近な人の不慮《ふりょ》の死は、代表的なトラウマ的出来事だと言えるが、それが、より悲惨で極限的なかたちで起きるのが、戦争である。ことに、従軍し、前線で戦った兵士は、トラウマ的状況に遭遇し、帰還したあとも、ＰＴＳＤ（当時は、「戦争神経症」「シェル（砲弾）ショック」などの名で呼ばれたりした）に苦しむ人たちが多く、ＰＴＳＤについての理解が進むきっかけともなった。

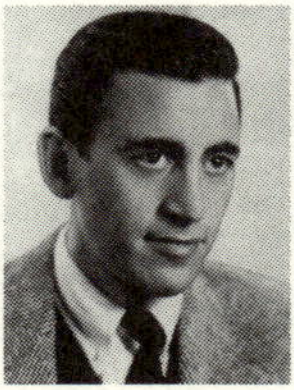
写真：ZUMA Press / アフロ

『ライ麦畑でつかまえて（キャッチャー・イン・ザ・ライ）』などの傑作で、いまも多くのファンに愛されるＪ・Ｄ・サリンジャーも、そうした過酷な従軍体験をした一人だった。『エズメに捧ぐ』などの美しい短編にも描かれているように、サリンジャーは、有名なノルマンディー上陸作戦に参加し、フランス側への上陸に成功したものの、そこからが本当の地獄のはじまりだった。見えない敵の銃撃に、次々味方を倒されながら、寒さと暗闇のなか、一睡もせずに進軍することを余儀なくされる。つねに最前線にいたサリンジャーの部隊は、砲撃と銃弾にさらされつづけて、この上陸作戦だけで、約三千人のうち千百人以上の命が失われたという。

だが、それは序の口で、それから九か月間にわたって「生き地獄」が続くことになる。サリンジャーの部隊は、シェルブールの包囲作戦、さらに、決戦の舞台の一つとなった「ヒュルトゲンの森の戦い」に送り込まれたが、その戦いだけで、同じ連隊の二千五百人以上が犠牲となり、補充された兵士も加えて三千人以上いた兵士のうち、生き残ったのは、わずか五六三人だった。

それでもまだ終わらなかった。ヒトラーの大反抗作戦であるバルジーの戦いが待っていた。アメリカ軍史上もっとも大きな損失を出した戦闘だ。その戦闘について、サリンジャー自身は、なにも語っていない。ドイツ軍が崩壊に向かいはじめたとき、サリンジャーは、ダッハウなどのユダヤ人強制収容所の解放にもかかわったとされている(サリンジャー自身もユダヤ系)が、そのことについてもなに一つ書き残していない。

その代わりに、彼は前線でも小型のタイプライターをたずさえ、書くことができる状況さえあれば、時を惜しんで作品を書いていたという。ノルマンディー上陸作戦の前後の時期、彼が書きつづけていた作品が、『ライ麦畑でつかまえて』である。戦争や軍に対して強い怒りと不信感をもつようになっていたサリンジャーは、戦争とはまだ無縁だったハイスクール時代を背景に、学校から逃避行する主人公ホールデン・コールフィールドの物語を書きつづることに、なんらかの救いを見出していたようだ。

奇跡的にサリンジャーは生き残ったが、彼の精神は決して無傷ではなかった。サリンジャーは、戦場にいたときからすでに自分に起きた異変に気づいていた。

両親への手紙で、「ノルマンディー上陸いらいのことは細かく覚えているが、そのときどきの恐怖やパニックなどの感情は思い出せない」と述べるとともに、「少なくとも当分のあいだは、そのほうがいいと感じていた」、また、「入隊いらい故郷の人々や場所が思い出せなくなり、まるで戦前の人生が少しずつ消えていって、普通の生活がどんどん遠く、かすんでいくように感じられる」とも述べている。強いストレスやトラウマ体験にさらされた人に起きる「現実との断絶」(「離断」とも呼ばれる)という防衛反応が起きていたと考えられる。しかし、忌まわしい記憶を完全に切り離せるわけではない。「焼ける人肉のにおいは、一生かかっても鼻から離れない」と語ったように、サリンジャーは、突如侵入してくる記憶や悪夢に苦しめられることになる。

だが、サリンジャーの精神状態が、明らかにバランスを失いはじめたのは、戦争が終わってからだった。一年以上も寝起きをともにし、死地を潜り抜けてきた同じ連隊の仲間と離れ離れになったうえに、彼一人が除隊にもならず、帰国も許されないという状況に置かれたことが、よけいに状況を悪化させたのだ。憂うつと無気力、意気消沈した状態が強まり、サリンジャーは自ら、治療を受けるためニュルンベルク病院に入院する。今日であれば、間違いなく「PTSD」と診断されたであろうが、その病名が使われるようになるのは、三十五年もあとのことである。

強制収容所体験とPTSD　エリ・ヴィーゼルの場合

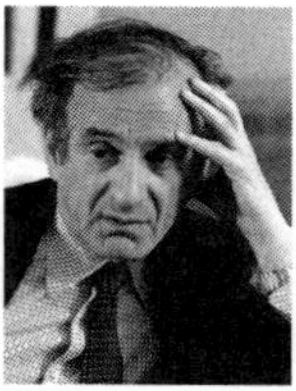
写真：Erich Hartmann / Magnum Photos / アフロ

戦争と並んで、人類が生み出したもっとも不幸な災厄の一つであり、深刻なPTSDをもたらす要因ともなるのが、強制収容所体験である。ナチスドイツによるユダヤ人強制収容所がよく知られているが、それ以外にも、強制収容所はさまざまなかたちで存在してきた。それまでもっていた社会的地位や財産だけでなく、自由も主体性も奪いとられたうえに、生殺与奪の権をもつ者によって、人間としての尊厳さえも踏みにじられるのである。

そうした体験をした者になにが起きるかについては、自身が強制収容所のサバイバーであるヴィクトール・フランクルによって、『夜と霧』などの著作に描かれている。そうした過酷な経験をしても、人の愛や人間のすばらしさを信じつづけ、前向きに生きることができたフランクルの人生は、感嘆するほかないが、多くの人はフランクルのようにはできないに違いない。

実際、多くの人は、もっと深刻なPTSDに苦しむことになった。その体験も苦悩も語ることを避け、沈黙したまま生涯を終える人がほとんどであった。そうしたなか、自身の体験を語ることにより過去の呪縛をのりこえようとした貴重な存在として、エリ・ヴィーゼルをとり上げたいと思う。

ヴィーゼルが、アウシュビッツに収容されたのは、十六歳のときであった。アウシュビッツに着くやいなや、母親や妹たちとは引き離されたため、彼が収容期間をともにすごすことになったのは、父親だった。

強制収容所のルールは、単純だった。働けない者やその兆候のある者は、ガス室に送られるというものだ。少しでも反抗すると、見せしめに衆人環視《しゅうじんかんし》のなか、処刑された。子どもだから大目に見られることはなく、子どもであるがゆえに、働きが悪いと目をつけられやすく、排除される危険があった。そのことをひしひしと感じながら、父子は毎日を暮らさなければならなかった。

そうした過酷な状況においても、父親はつねに息子に気を配り、少しでも安心させようとやさしい言葉をかけ、また、体調が悪いときも、息子が生き延びられるように食べものを分け与え、息子を元気に見せようと（ガス室送りに選ばれないように）、あらゆる努力を払ったのだった。

しかし、父親自身が一年足らずのあいだに老け込み、体力の衰えとともに、看守の怒りを買うことも増えた。父親は目をつけられたのだ。父親がどなられ、鉄棒で滅多打ちにされているあいだ、息子はなにもできなかった。

「一部始終を見守りながら動きもしなかった。わたしは黙っていた。わたしはむしろ、殴られずにすむようにこの場を離れようかと考えていた。それればかりではなかった。わたしがそのとき怒っていたのは、（看守に対してではなく）父に対してであった」

ドイツ軍が劣勢になり、ソ連軍が収容所に近づいていた。おりしも足の腫れものの切開術を受けていたヴィーゼルには、そのまま収容所内の病院にとどまるという選択肢もあった。だが、父親から離れたくなかったヴィーゼルは、父親とともに別の収容所に移る選択をする。まだ傷口が治りきっていない足で、凍てつく風のなか、夜通し七十キロ以上も走らされた。隊列から脱落することは死を意味した。休憩のあいだ、父親は、自分は眠らずに、息子を少しでも休ませようとした。雪のなかで眠り込んでしまうことは、危険だったからだ。

さらに数時間歩かされて、グライヴィッツの収容所にたどり着いたものの、食料も水も与えられないまま、バラックに閉じ込められた。そこからさらに無蓋《むがい》の家畜用貨車に乗せられ、凍りつくような寒風と雪にさらされながら、西へと運ばれていった。死んだ者は、衣服をはぎとられて、貨車から投げ降ろされた。そして、ふと気がつくと、父親も目を閉じたまま、冷たくなっていた。ヴィーゼルは必至で父親の目を覚まさせようとしたが、反応はなかった。死体として放り出される寸前に、父親はかろうじて目を開けた。

これほど過酷な状況でも二人が生きていたのは、互いを悲しませないため、一人にしてしまわないためというだけの理由だった。どちらかが死ねば、もはや生きる意味などないことがよくわかっていたのだ。

数日後、ようやくブーヘンヴァルトの収容所にたどり着いた。だが、憔悴《しょうすい》した父親は、シャワーの順番に並ぶ気力さえ残っておらず、雪のなかに座り込んでしまった。周囲には、同じように力尽きた人たちの遺骸がころがっていた。ヴィーゼルは、父親をなんとか立ち上がるように説得しようとしたが、無駄だった。警報が鳴りはじめ、ヴィーゼルは父親を置いて、群衆といっしょに進むしかなかった。彼自身、疲労と眠気が限界にきていたのだ。

翌朝目覚めたとき、父親を置いてきたことを思い出し、少年は父親を捜しまわった。だが、同時に、このまま父親が見つからなければ、「あの死んだも同然のお荷物を厄介払いできる」という思いが心にすくうのを感じて、恥じる気もちを覚えたのだった。幸い父親は見つかった。父親は熱を出し、渇きに苦しんでいた。少年は、コーヒーをどうにか調達して、父親のもとにもち帰った。父親の顔に浮かんだ感謝の表情を、少年は忘れることはなかった。

しかし、父親は日増しに衰弱していった。弱った体に下痢が加わり、やがてトイレに立つこともできなくなった。少年は自分のぶんのスープを分け与えようとしたが、それさえ飲もうとせず、ただ水を欲しがった。恐らくせん妄状態になって息子の名を呼ぶ父親の声は、たまたま通りかかった将校をいらだたせたようだった。将校は、瀕死の病人の頭にこん棒の一撃を浴びせた。

「わたしは身じろぎもしなかった。わたしは、わたしの体は、恐がっていた。こんどは自分が一撃を食らいはせぬか、と。父はまたも喘《あえ》ぎながらひと言発した――そして、それはわたしの名であった」

「わたしは父がまだ絶え絶えに荒い息をつくのを見ていた。わたしは身じろぎもしなかった。点呼のあとで下に降りたとき、父の唇が震えながらなにか呟《つぶや》いているのを、わたしはまだ見ることができた。わたしは父のうえに屈み込んだまま、一時間あまり父を眺めつづけ、その血塗れの顔を、割られた頭を、心のうちに刻みつづけた」

そのとき、まだ父親は生きていた。だが、翌朝、目が覚めると、父親がいたところには、別の病人が横たわっていた。別れを告げる間もなく、父親は焼却炉に運ばれたのだった。支え合って生きてきた父親との別れだった。

「わたしは涙が出なかった。そして涙を流すことができないのが、わたしにはつらかった。しかし、わたしにはもう涙がなくなっていた。そのうえ、もし自分のひ弱い良心の奥深いところを掘り返したならば、恐らくわたし自身の奥底に、なにかこんなふうなものが見出されたことだろう。――とうとう自由になった！……。」

その自由とは、死んでもいいということでもあった。父のために、苦しみに耐えて生きなくてもいいのだと。

この体験を、エリ・ヴィーゼルが『夜』という作品に結実させるのは、十三年後のことになる。この作品の大きなテーマは、父親との強い絆であるとともに、自分一人が生き残ったことへの深い罪悪感と、もはや単純な善意や愛というものが信じられない深い絶望であり、とりわけ自分自身への不信感である。

こうした心理的状況はよく、かたちを変えて、過酷な体験のサバイバーに認められるものである。彼は、自伝である『そしてすべての川は海へ』にこう記している。

「父が死んでしまうと、わたしはもう苦しくなくなった。わたしはもうなにも感じていなかった。――わたしの内側でだれかが死んでしまったが、そのだれかとはわたしだった」

そして、父の死に対して涙を流すことができたのは、解放されたあとのことであった。それは、彼にだけ当てはまることではなく、収容者の多くに言えることだった。

「わたしたちにとっての自由とは、まず泣くことからはじまった」

そのこともまた、深い傷を負った人に、広く見られることである。

そして生き残ったとき、悔恨《かいこん》の思いも生まれたという。もしあのとき、病院に残る選択をしていたら、父も生き残ることができ、新たな人生を歩むこともできたのではないかと。あとでわかったことだが、移動することを諦め、病院に残った者たちは、わずか六日後に、解放されたのだった。

父親を失ったあと、彼は無気力状態に陥った。「もはや生きているような感じがせず、生きていたいとも思いもしなかった」「あらゆることが、どうでもよかった」のだ。解放されたものの、喜びも幸せな思いもなかった。

「この幸せという語が、わたしたちにとってなんの意味もなかったからだ」

父が亡くなったブーヘンヴァルトの収容所をあとにして、受け入れ先となったフランスに向かうことになったとき、彼はその地のどこかに眠る父に向って、心のなかで呼びかける。

「ぼくを見捨てないでね、お父さん。ぼくのほうがお父さんを見捨ててしまったけれど。これから先、ぼくたちがいっしょにいるのは、結ばれているのは、ただ夢のなかばかりだろうね。たびたび目を閉じるんだよ。ただただお父さんを見たくて。お父さんが遠ざかってゆくのか、それともぼくが遠ざかってゆくのか。だが、それにしても、ぼくたちのあいだの距離は縮まらない。ぼくは収容所を去ってゆく、ぼくたちは収容所を去ってゆく、ぼくたちは新生活を目指して進んでゆく。でも、お父さんは、向こうにいて、一つかみの灰でしかないんだね。それでさえないんだね」

それから、長い回復のドラマがはじまることになるが、彼は「生存者の使命」として、そして、父親への愛情と悔恨とあらゆる思いを込めて、『夜』という作品を書くことになる。そこには、目をそむけたくなる場面も、冷静な目と時にあふれそうになる気もちとの見事なバランスのなかで、描かれたのである。それはまた、彼のPTSDからの回復のための自己治癒の試みでもあっただろう。

安全感の崩壊がPTSDを引き起こす

いくつかのケースで見てきたように、トラウマによってPTSDが引き起こされた場合、そこで起きている第一のことは、当たり前だった安全感の崩壊だと言えるだろう。もはやこの世界は安全ではない。たとえいまは大丈夫でも、それがいつ脅かされるかわからない。いまは大丈夫だと言われても、信じることができない。安全の土台となるものが、破壊されてしまい、すぐにはそれを回復することが困難である。

だが、たとえば、エリ・ヴィーゼルのような過酷な体験において、そこで同時にわたしたちが強く印象づけられ、心を動かされるもう一つのことは、彼と父親とのあいだにある強い絆であり、それが、ひどい苦難と苦痛を受けながらも、彼らを守り、生き延びさせようとする原動力となっているということである。

それに対して、次の章で見ていくことになる、愛着障害がベースにある愛着トラウマや複雑性ＰＴＳＤにおいては、そもそも彼らを支え、守ってくれる土台自体が弱々しい。幼いときから、ときには、生まれたときから安全基地をもてず、基本的安心感自体が育まれていないために、基本的安心感を獲得したのちに起きたＰＴＳＤとは違った様相を呈し、ときにはより深刻な事態を生むことになる。

第3章

愛着トラウマと複雑性PTSD

不安定な愛着環境と複雑性PTSD

前章で述べてきた悲惨な事故や戦争、ホロコーストのような、無残な死（の危険）に直面することや目を覆うような出来事に遭遇することが、当初は、PTSDを生むトラウマ（心的外傷体験）だと考えられていた。

だが、不安定な養育環境や不適切な養育（虐待、ネグレクト、心理的な支配など）によっても、それが逃れようのない状況で、長期間にわたる場合、暴力や戦争の犠牲者や、強制収容所のサバイバーに見られるのと同じように、安心感の喪失、過敏さや不眠、回避や侵入症状、慢性的なうつや情緒不安定、現実感の喪失や解離といった症状に苦しめられることが認識されるようになった。そうした状態は、「複雑性PTSD」と呼ばれる。

通常のPTSDのなかでも、一回の災害や事故、事件によって生じたダメージによる場合と、強制収容所や捕虜などの、ある程度長期間にわたる場合とでは、トラウマの影響は異なってくる。後者は、複雑性の要素も帯び、生き延びるために、その環境に適応しようとすることによる影響も加わってくる。その意味で、虐待や心理的支配といった養育環境の問題によって生じるPTSDは、強制収容所体験のそれと共通する面をもつとも言えるだろう。

昨今の、家庭が孤立しやすく、偏った不適切な養育も行われやすい状況は、不安定な愛着を抱える子どもたちを大勢生み出すことになった。そのなかには、複雑性PTSDと考えられる症状によって苦しむケースも増えつづけている。

ただ、不安定な愛着を抱えたケースは、枚挙《まいきょ》にいとまがないほどである一方で、複雑性PTSDが強く疑われ、診断基準に該当するケースとなると、かなり少ないと言える。その比率は、現状では十分の一以下と思われる。深刻な愛着障害を抱えたケースであっても、複雑性PTSDとなると、診断のハードルがかなり上がるのである。

たとえば、孤児院や里親のもとで育ち、レイプや中絶といったトラウマ的な体験を何度も受けているマリリン・モンローのようなケースでも、非常に不安定な愛着障害を抱えていたことは間違いないものの、複雑性PTSDが疑われる症状を呈するのは、何度も離婚や中絶を繰り返し、薬物乱用などの影響が顕著になって以降である。

複雑性PTSDの症状や診断は、状況によって変動しやすく、ある時期には見られるが、ほかの時期にはほとんど影をひそめるということもある。その意味で、悪化もすれば回復もしやすいとも言えるだろう。

それに対して、愛着障害の診断は、より根底にある課題を見据えたものであり、時期や状況によって診断が揺らぐということが少ない。そのため、愛着障害が克服されるとき、本当の意味で、問題をのりこえられたとも言えるのである。

「未解決型愛着」と「複雑性PTSD」

複雑性PTSDよりも、やや広い適用範囲をもつ概念に、「未解決型」と呼ばれるタイプの不安定な愛着スタイル（広い意味での愛着障害）があり、「愛着トラウマ」と呼ぶこともある。複雑性PTSDの診断に一部は当てはまるが、トラウマが顔をのぞかせるのは限られた瞬間で、普段はまったく普通にふるまうことができ、高い社会適応や成功を示すといったケースも少なくない。

だが、このタイプと親密な関係になればなるほど、心にできた暗い亀裂に出くわすことになり、本人が抱えている愛着トラウマに巻き込まれていく。

次章で述べるように、複雑性PTSDかそうでないかは、診断基準をすべて満たすかどうかによるが、抱えている問題の本質は同じだと言える。未解決型愛着か複雑性

ＰＴＳＤかという診断上の問題はさておき、具体的なケースをいくつか見ていき、理解を深めたい。

アメリカ人の父と日本人の母をもつＷさんの場合

アメリカ人の父親と日本人の母親のあいだに生まれたＷさんは、父親の失業と暴力が原因で両親が離婚し、小学四年生のときに、アメリカから日本にやってきた。

アメリカにいたときから、不安定な生活状況で、ベッドで丸まって泣いていたこともあったが、それでも日本での暮らしよりはましだったという。日本語は少し話せたものの、まわりの関西弁にはついていけなかったし、勉強も急にわからなくなった。からかいやイジメは毎日のことで、おまけに家庭でも、祖母と母親がいつもケンカをしていた。

中学でも状況はますます悪化し、Ｗさんは人が怖くて、外に出られなくなっていた。母親は、学校を休みがちなＷさんにイライラし、働かなくなった父親の息子だけあると、揶揄《やゆ》することもあった。Ｗさんは、父親のことが嫌いではなかったので、自分がダメだから父親まで悪く言われるのだと思い、学校に行けない自分を責めた。心のなかで自分を罵《のの》りつづけることがクセになった。自傷行為をすると、その気もちが少し楽になった。

そんななかで、一人だけWさんの味方になってくれる友人がいた。友人には、だれにも話したことのない事情も話すことができた。Wさんが唯一得意だった絵を、ほめてくれたのもその友人だった。高校は別になったが、友人はWさんのことを気にかけてくれて、ときどき会うと、Wさんの絵を見たがった。その友人に見てもらうのを励みにして、Wさんは、絵に打ち込むようになった。

家庭の状況は相変わらずで、ほとんど引きこもった生活になったWさんを、母親はうっとうしがっていたが、学校を卒業して何年もたってからも、Wさんは自分をイジメた同級生にばったり出くわしはしないかと恐れ、外に出ることを避けていた。

それでも、その友人と会うときだけは、少し元気で前向きな気もちになれた。最後に会ったときも、「おれはWの絵が好きだ。Wの絵は、いつかきっと認められると思う。だから、どんなことがあっても描きつづけてほしい」と言われた。その言葉に特別な意味があるとも思わず、いつものように笑顔で別れたのだった。

それから半月ほどして、友人が自殺したと聞かされたとき、Wさんは足元が崩れるような感覚に襲われた。いつも自分の話ばかり聞いてもらって、友人の苦しみに耳を傾けることもしなかった。そんな苦しみを友人が抱えているとさえ、思わなかった。そんな自分のうかつさと身勝手さを責め、死んだほうがいいのは、自分のほうなのにと何度も思った。

そんなとき、友人が最期に遺《のこ》した言葉に思い当たった。友人は、もう死を決意して、お前は生きろという意味で、あのように言い遺したのではないか。こちらのほうが死にそうだということを、友人はだれよりもわかっていたから、それを伝えにわざわざ会いにきてくれたのだ。

友人のやさしさを思い、改めて涙があふれ出した。Wさんが、友人の死に衝撃を受け、自殺してしまうのではないかと、周囲は心配した。だが、Wさんは、自殺未遂さえしなかった。むしろその出来事は、Wさんの復活のきっかけとなったのである。

Wさんの状態は、典型的な複雑性ＰＴＳＤのケースだと言えるだろう。複雑性ＰＴＳＤの場合には、無秩序で混乱した家庭環境、激しい家庭内葛藤、親自身も愛着トラウマに苦しんでいるという状況が見られやすい。

通常のＰＴＳＤと異なり、複雑性の場合には、フラッシュバックなどの侵入症状がわかりにくい場合もある。無理もないことだ。トラウマ的状況は現在進行形であり、日々繰り返されている。侵入症状として現れなくても、現実に侵入してくるのである。

それにしても、トラウマを抱えた人は、同じような苦しみを抱えている人に安心感を覚え、惹かれやすいところがある。同じような苦しみを抱えた者同士が、肩を寄せ合おうとするのだが、それが回復への力となることもあれば、新たな悲しみにつながってしまうこともある。

愛着トラウマを抱えた人にとって人生は、綱渡りのような危うさのなかでバランスをとるようなものなのである。

マリリン・モンローの場合

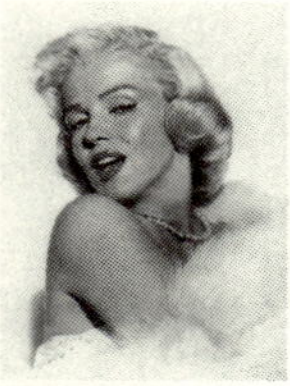
写真：Picture Alliance / アフロ

歴史に名を残した人物で、愛着障害が推測されるケースは枚挙にいとまがないほどだ。だが、複雑性ＰＴＳＤに苦しんだことが裏づけられる人物となると、その割合ははるかに少なくなり、限られてくる。それだけ診断のハードルが高く、障害のレベルも深刻となる。

そうしたなか、ほぼ間違いなく複雑性PTSDを抱えていたと推測される人物の一人が、女優マリリン・モンロー、本名ノーマ・ジーンである。

マリリン・モンローの生い立ちは、ある意味、愛着障害や複雑性PTSDを生み出す養育環境としては、典型的なものだったと言える。

父親はだれだかわからず、母親は娘の世話を他人に任せっきりにしたうえに、七歳のとき、ようやくいっしょに暮らしはじめたと思ったら、精神錯乱を起こして、精神科病院に入院してしまう。結局、ノーマは十回も里親と孤児院のあいだを行ったり来たりしたうえに、母親が入院してからは、母親の友人だった女性のもとに預けられたり、孤児院に戻されたり、また引きとられたりと不安定な境遇に置かれたのである。十六歳になるとすぐ結婚したのは、また孤児院に戻されることから逃れるためだった。

その間、ノーマは、里親のところで暮らしていた男性から性的虐待を受けた可能性が高い。また、後見人だった母親の友人の夫から虐待されたこともあったようだ。

最初の夫となったジム・ドガティは、深夜、混乱した妻の叫び声に目を覚ました。素っ裸の上にナイトガウンだけを羽織った格好で、外をさまよっていたノーマは、涙を流しながら叫んだという。「男が追いかけてくるの！」「男の人が！」と。

夫が悪い夢でも見たに違いないとなだめたが、ノーマは、本当だと強く言い張った。

フラッシュバックが起きていたことを強く示唆するエピソードである。

だが、性行為に対しては、むしろ奔放で積極的だったことを裏づける証言が多い。こうした矛盾した態度は、性的虐待のサバイバーにはしばしば見られる。その心理を、彼女の写真の撮影を長年にわたって手掛けた著名な写真家は、「彼女は知らない男と会うと、相手が自分に欲望を感じているとわかったときだけ、ほっと安心して救われた気分になった。だから、なにをおいてもまず、相手の気をそそって自分に惹きつけようとする気もちが先に立った」と分析している。

それが、彼女を成功へと引き上げていく浮力ともなったが、同時に、その人生を定まらない不安定なものにすることにもなった。

航空機の整備工だった夫が、海軍基地や海上勤務を命じられ、家を長期間あけるようになったころ、ノーマはモデルの仕事にスカウトされるとともに、夫以外の男性とも関係をもつようになったようだ。寂しがりやで、いつもそばで慰めてくれる人を必要とした彼女としては、自然な成り行きだったと言えるだろう。それとともに、ノーマは、次第に女優になるという夢を抱くようになる。

当初は、ドガティの子どもを早く生みたいと望んでいたノーマだったが、次第に、態度を変えていった。女優になるという野心とともに、自分が子どもをもつことに対するためらいも生まれていた。彼女は、二十八歳のときのインタビューのなかで、こう回想している。

「子どもを生むことを考えると、あたしはぞっとしたわ。どうしてもそのことを、自分の立場で、あたしのなかのもう一人のあたし、孤児のノーマ・ジーンとして考えてしまうのね。そうすると、どうにかなっちゃうのよ。ジムには説明ができなかった。彼が眠ってから、あたしは眠れずに一人で泣いたわ。泣いているのが、ドガティ夫人のあたしなのか、あたしのなかに宿る赤ちゃんなのか、区別がつかなくなって。どっちでもないのよ。それはノーマ・ジーンなの。まだ生きていて、相変わらずひとりぼっち、もう死んでしまってほしいノーマ・ジーンなの」

ノーマ・ジーンが家庭をもつことに対して、強い憧れをもっていたことは間違いない。だが、同時に、それに退屈してしまい、新しい刺激を求めてしまうノーマ・ジーンもいた。

家族をもちたいという欲求は、つき合った彼氏との関係よりも、しばしばその家族との関係のほうが長く続いたことにも示されているだろう。

ノーマが下積み時代に出会い、特別な執着を示すことになった男性に、作曲家で音楽プロデューサーのフレッド・カーガーがいた。レッスンを受けていたのだが、ある日、狭苦しいアパートの一室に、体調が悪いノーマを見舞ったカーガーは、彼女がろくなものを食べていないことを見てとると、自分の母親のもとに連れていったのだ。

ノーマは、カーガー家の人たちにも受け入れられ、ノーマも、カーガーの母親やカーガーの甥っ子、姪っ子を自分の家族のようにかわいがるようになる。

ノーマ自身の回想によれば、それまでは「あたし自身、心から人を愛そうとしなかった」という。そんなノーマ・ジーンに代わって、新しいわたしが生まれたのだと。それは女優になって成功することよりも、もっと大切ななにかだった。

カーガーの母親はノーマを気に入って、カーガーの前妻との関係が離婚に終わってからは、息子の新しい嫁にと考えていたほどだった。ノーマもそれを望み、カーガーの前妻とのあいだにできた息子の母親になることさえ考えていたようだ。だが、カーガーは冷静にそれを一蹴する。「息子がきみのような女性に育てられたら大変だよ」と。ノーマは深く傷つき、カーガーと別れることを決心したという。その間、ノーマは、一度ならず中絶手術を受けたとされる。

しかし、カーガーと別れたあとも、カーガーの母親との関係は大事にして、母の日や誕生日に花やカードを贈ることを忘れなかった。

カーガーとの結婚の夢も破れ、深く傷ついたノーマを支えたのは、女優になるという野心だった。そこに現れたのが、ジョニー・ハイドである。ハイドは、ノーマより三十歳も年上で、ノーマよりも背丈が低かったが、ハリウッドに顔の利く、敏腕のエージェントだった。ハイドは、ノーマの才能を見込み、きっと大スターにしてみせると約束する。その思いは、愛情に変わり、三十年連れ添った妻とも別れて、ノーマのために残りの人生を捧げることになる。

大勢の男たちが彼女に寄ってきて、彼女を性的に、経済的に利用したが、ハイドだけは、彼女を食いものにすることなく、彼女を本当に愛していた。だが、ハイドのプロポーズを、ノーマは断った。狭心症を抱えていたハイドの余命はわずかで、もしプロポーズを受け入れていれば、莫大な遺産がノーマのものとなっていたのだが、ノーマにはそうした打算は働かなかったようだ。

それから、半年もしないうちにハイドが亡くなったとき、ハイドの家族たちがいるにもはばからず、ノーマは棺《ひつぎ》に身を投げかけて泣いた。葬儀の数日後、ノーマは大量のバルビツールを服用して自殺を図った。このとき、二十四歳だったノーマは、十二年後、同じ睡眠薬によって命を失うことになる。

ハイドの懸命な売り込みの甲斐あって、ノーマは、女優マリリン・モンローとして知られつつあったが、マリリンが映画界に彗星のごとく現れ、スターとして注目されはじめるのは、ハイドが亡くなり、自殺未遂があった翌年からである。まだ大スターというわけではなかったが、その階段を駆け上がろうとしていた。

演技に対する態度は、まじめすぎるほどで、信頼していた女性コーチから個別の演技指導を長年にわたって受けていた。そして、撮影のあいだも、絶えずその女性の反応をうかがっていた。そこには、彼女自身の自信のなさも手伝っていた。

「すばらしい才能があったのに、どうしても自分に自信がなかった。ついに自分を信じることができなかったのです」と、長年マリリンの衣装を担当した女性は振り返っている。完璧に演技しようという思いと、自分の演技に確信がもてないジレンマのため、マリリンは次第に舞台恐怖症の兆候を示すようになる。

マリリンが撮影場所に遅刻してくることは、このころから目立ちはじめるが、その原因の一つは、舞台恐怖症と完璧主義だった。何度もシャンプーをしたり、セットをやり直したりすることもあった。時間が足りなくなるのも無理はなかった。

時間が守れないとか、ものにつまずいたというエピソードが、マリリンの評伝には多く出てくる。こうした特性は、ADHDの兆候としてよく知られているが、成人女性のADHD的症状は、むしろ愛着障害や愛着トラウマを抱えているケースに多い。本来のADHDは、子どものころはひどくて、次第にましになるものだが、愛着障害や愛着トラウマがかかわる場合には、むしろ、十代後半から目立つようになり、歳が上がるほどひどくなる。

二十五歳になったノーマは、UCLAの一般課外講座で、ルネサンス文学や美術の講座をひそかに受講した。一般に喧伝《けんでん》された、知性とは無縁の肉体派のセックスシンボルというイメージとは違って、ノーマは大変な読書家であり、高い向学心を備えていた。孤児院や施設で育った人には、読書に救いを見出していたという場合が少なからずあって、ノーマもそうした一人だったのかもしれない。その当時は、リルケやプルーストを読んでいた。

映画監督のエリア・カザンや、のちに夫になる劇作家のアーサー・ミラーとの最初の出会いもこの時期であった。ノーマは、アーサー・ミラーに惹かれたが、ミラーには妻子がいて、二人の人生の軌道は、まだ交わりそうになかった。

ミラーよりも先にノーマの人生に入り込んできたのは、元大リーガーのジョー・ディマジオだった。ディマジオは現役を引退したばかりの三十八歳で、ノーマは二十六歳になっていた。ディマジオに惹かれていった理由の一つは、ノーマが彼に父親を求めていたからだろう。ディマジオのことをダディ（お父さん）と呼び、ディマジオも自らを「パパ」と呼んで、ノーマの思いを受け止めた。だが、ディマジオに理想の父親を求めることには、最初から無理があったと言えるだろう。

ディマジオには離婚歴があったが、相手は無名の女優で、四年間の結婚生活は、「夫の暴力」によって終止符が打たれていた。ディマジオはヘビースモーカーで大酒飲みで、胃に潰瘍《かいよう》ができても飲みつづけていた。異常なほど嫉妬深く、のちには私立探偵を雇って、妻（元妻となってからも）の行動を逐一監視するようになる。

精神的にも知的にも惹かれるところは少なかったが、ディマジオは、ある一点において、ノーマにとって特別な男性でありつづけた。ノーマは、性的な虐待の影響もあってか、「不感症」の傾向があり、それまでセックスで一度もクライマックスを味わったことがなかった。ディマジオは、その閉ざされていた歓びの扉をこじ開けたのだ。

しかし、ディマジオからのラブコールに対して、ノーマも結婚には二の足を踏んでいたようだ。だが、そのためらいは、まったく正当なものだったと言える。

押し切られるように結婚したものの、ノーマは、幸福になるどころか、ひどく苦しむことになった。ディマジオとの関心や価値観の違い、嫉妬深さや不寛容さに、ノーマが反発すると、口論がはじまり、最後には暴力に至ることもあった。そうした修羅場が、知り合いの前で繰り広げられることもあった。隣人たちは、新妻が泣きながら外を歩いているのを、何度も目撃したという。ディマジオが、前の離婚からなに一つ変わっていないことは明らかだった。

ノーマが精神分析治療を受けはじめるのも、ディマジオとの結婚期間中からであった。また、ノーマはカーガーと別れたころから、睡眠薬や安定剤、気分をアップさせるための中枢刺激剤に頼るようになっていたが、ドラッグへの依存も強まっていた。

このころ治療を担当した精神分析医は、ノーマのなかにある「分裂症」に気づいていたし、接触した作家や俳優たちも、精神状態に不連続な分裂があったことを回想している。

ここでの「分裂症」は、統合失調症という意味ではなく、今日の専門用語で「解離」と呼ばれる状態を指していたものと思われる。まるで異なる人格に交代するように、前景に出てくる人柄や声の調子、顔の表情、しゃべり方までが一変してしまう。「はにかんで、緊張しきって、少女のような声で、どういったらいいか言葉を探して、地に足がつかないような人」から、「明るくて、落ち着いていて、自意識など感じさせない、打てば響くような返事をする大スター」に一瞬のうちにすり替わるのだ。「おどおどした、見ているだけでいたいたしくなるような無防備な少女」と自信と輝きにあふれた成熟した女性が入れ替わるのである。

これは、決して解離性同一性障害（いわゆる多重人格症）があったということではなく、もう少し緩いレベルの解離によって、ノーマは精神のバランスをとっていた可能性があるということだ。

ノーマにとって、比較的平穏だった日々は、アーサー・ミラーとの四年半の結婚生活だった。だが、この間、ノーマは家庭生活を優先して、映画の仕事をあまりしなかったため、収入がないうえ、ミラーが非米活動委員会（左派寄りの知識人たちを、次々にやり玉に挙げて、破滅に追い込んだ）から追及を受け窮地に立たされたときも、必要な弁護士費用などを支援したのだった。

ノーマは、ミラーと前妻とのあいだの娘と息子に対しても、一生懸命義母としての役割をはたそうとした。ミラーと離婚してからも、子どもたちにはやさしい気づかいを見せた。不安定な境遇で育ったがゆえに、子どもたちが味わっている思いを、ノーマは自分のこととして感じていたに違いない。

ノーマは、待望の妊娠をするが、それは無残にも流産に終わってしまう。子宮外妊娠だったのだ。ノーマは、また妊娠することを期待するが、その日はこなかった。十三回も中絶を繰り返した子宮は、正常な妊娠が困難になっていた可能性もある。

ミラーとの田舎に引きこもった暮らしは、次第に退屈に感じられはじめる。

そして、ミラーとのあいだに隙間風が吹き出したころ騒動が起きた。ミラーとも知《ち》己《き》であったイブ・モンタンとの不倫関係だ。ミラーとの仲は、さらに冷えていき、お互いに距離を置いたものとならざるを得なかった。

このあいだも、ノーマは精神分析治療を続けていた。担当した医師は、これまで、あまり不平不満や人の悪口を言うことのなかったノーマが、被害的になって、過去の恨みつらみを語るようになった変化に気づいた。

彼は記録した。

「不安がいやまさるにつれて、まるで孤児や浮浪児さながらの行動をとりはじめ、わざとみんなが自分を邪険にするようにしたり、わざとつけ込ませたりするような被虐的な行動をとる。過去の無残な出来事がよみがえると、孤児だったころの悲惨な体験を次から次にしゃべりはじめる」と。

アーサー・ミラーと別れたあと、ノーマは精神的に行きづまっていった。仕事ができなくなり、映画会社からも契約を打ち切られてしまう。世紀の大女優の口座には、わずか五千ドルしかなく、自分の家を購入するのにも苦労するほどだった。打算的に男性を利用しスターダムにのし上がったという世間一般の思い込みとは裏腹に、マリリン・モンローは、自分を守る術《すべ》にかけては、幼い子どものようだったと言える。

マリリン・モンローのような、かなりトラウマ的な境遇で育ったケースであっても、複雑性PTSDだと診断できる症状が明らかに認められたのは、限られた期間においてである。それ以外の期間において、彼女は非常に高いパフォーマンスを示し、たゆまぬ努力によって多くの試練や逆境をのりこえ、社会的にも職業的にも成功をおさめたのである。

マリリン・モンローのケースは、愛着障害と複雑性PTSDとの関係を、わかりやすく示してくれている。彼女は、間違いなく深刻な愛着障害を抱え、なかでも不安型や未解決型と呼ばれる愛着スタイルの特徴を持続的に示していたが、彼女が複雑性PTSDに該当する症状を本格的に示すようになったのは、度重なる離別、中絶、DV、離婚が繰り返されたあとであり、そのころには、薬物乱用やアルコール過量摂取などの影響も混じっていた。

愛着障害、つまり愛着システムが脆弱《ぜいじゃく》で、安心感が守られない状態があって、そこにさまざまなストレスやトラウマが加わると、さまざまな身体化症状、ADHDなどの発達障害類似状態、不安やうつ、情緒不安定などの気分障害、摂食障害、薬物や性依存症、境界性パーソナリティ障害や解離性障害、さらには複雑性PTSDや外傷性精神病に至るまで、一連の障害がドミノ倒しのように起きることになる。複雑性PTSDは、解離性障害や境界性パーソナリティ障害と並んで、愛着障害の連鎖的悪循環が、頂点に達した状態だと言えるだろう。

彼女の根本的な問題がなにかをひと言で言うとすれば、複雑性ＰＴＳＤや境界性パーソナリティ障害というよりも、愛着障害がふさわしいように思える。

ノーマが家庭的なものを求めようとしていたことは、自らを救おうとする、とても理にかなった行動だったと言える。安定した愛着のみが彼女を救うことができるということを、彼女は本能的に感じていたのではないか。彼女自身が述べているように、女優としての世界的な名声でさえ、それを補うことはできず、生きていることを無意味なものに感じさせてしまうのである。

発達障害の診断を受けていたSさんの場合

今度は、もう少し身近なケースをとり上げて、愛着障害や複雑性ＰＴＳＤへの理解を深めていきたい。

Ｓさんが、筆者の医療機関に最初にやってきたのは、十六歳、高校二年生のときのことである。学校を休みがちになっているうえに、ネットで知り合った男性と会ったり、それを注意すると、落ち込んでリストカットをしたり、過呼吸になったりする。

気分に浮き沈みがあり、元気にしているときは活動的だが、急に落ち込んで涙ぐんだり、固まって反応がなくなってしまうこともある。状態はそのときそのときで変動する。強制わいせつの被害にあったり、ストーカー行為を受けたりしたこともあった。

すでにほかの医療機関で、「発達障害」と診断を受けていた。ただ、その診断には少し違和感があった。「広汎性発達障害」（最新の診断基準では「自閉スペクトラム症」）の診断がなされていたのだが、非言語的コミュニケーションはむしろ豊かで、視線もよく合い、会話はスムーズで、とても愛想のいい少女だったからだ。だが、そうした診断が下りたということは、少なくとも一時期、診断した医師には、自閉的で、会話もままならないように見えたということだ。

さらに母親に会って話を聞くうちに、母親自身が結婚前から精神的に不安定で、現在も治療を受けていることや、これまで何度か自殺未遂をして、Sさんが小学生のときには、何か月か入院したこともあったことがわかった。自傷行為をSさんに見られてしまったこともあったという。夫（Sさんの父親）との関係も不安定で、口論やケンカが絶えないようだ。

母親の病状もあり、ネグレクトや虐待的状況が、幼いころからあったと思われた。実際、Sさんの状態は、母親の調子や両親の関係に左右されているようだ。父親がSさんにやさしくすると、母親の機嫌が悪くなり、最近もOD（オーバードーズ：薬の大量摂取）をして暴れ回ったりした。Sさんは絶えず母親と父親の顔色をうかがい、気を遣っている。母親のSさんに対する依存や束縛も強い。

どうやら、Sさんの症状には、不安定で子どものような母親に長年振り回されてきたことがかかわっているようで、現在も、振り回されつづけているようだ。

その後、母親にかかわり方のサポートをすることで、いったん状態は落ち着き、高校卒業後は、短時間の仕事もしていた。

二年ほどして、母親の調子が悪くなり、また入院するという事態が起きたとき、意外にもSさんは、これまで以上に安定して快調であった。母親が病院にいるほうが、彼女にとっては安心だったのだ。

ところが、母親が退院して一週間ほどしたころから、「意識が飛ぶ」という訴えや、朝起きたら知らないあいだに手首を切っていたということが起きるようになった。どうやら退院してきた母親に気を遣っている様子で、また、父親から、母親の入院費の一部を出してくれと言われて、コツコツ働いて貯めたお金から負担せざるを得なかったが、父親から黙っているように言われ、そのことを母親は知らないのだった。

仕事に行く気力もなくし、家にも居場所がないようだった。おりしも、つき合っていた彼氏から同棲の話をもちかけられ、母親は反対したが、飛び出すようにして同棲がはじまった。しかし、同年代の彼氏は、あまり経済力もなく、彼氏自身も精神的に不安定な面を抱えていたため、Sさんのほうが彼氏を支えなければならなかった。母親から逃れられたと思ったら、また同じような状況になってしまったのである。

そのころから、小学校時代に母親が入院したころのことや、母親が手首を切って血をだらだら流していた場面が生々しくよみがえるようになり、ふさぎ込むことが増える。父親の怒鳴り声の幻聴も聞こえてくる。仕事も休みがちになってしまう。だが、彼氏から生活費が足りないので働いてほしいと言われると、無理をしてでも働きに出ないといけない。調子が悪いのに、彼氏から毎晩のように体を求められることも負担だった。意識が飛ぶ症状が頻発するようになったのは、そのころからだ。結局、生活にも彼氏との関係にも行きづまり、実家に戻るしかなかった。

しかし、実家では、相変わらず、父親と母親がお金のことでもめていたり、母親から自分を捨てて彼氏のところに行ったことを責められたりする。

幼い子どもの人格が現れることに最初に気づいたのは、母親だった。母親はその異様さに驚くとともに、自分にも責任の一端があるのではないかと思ったらしい。それは、人格の解離という症状で、トラウマが原因であることを母親に伝えると、それから母親は、Sさんを責めるような態度を控えるようになった。

だが、職場でも、別人格が現れるようになってしまう。そのあいだのことは覚えていないが、一人でしゃべっていたと言われたりする。すごく陽気なときがあるかと思うと、別人のように沈んでいたり、幼い子どものようなしゃべり方になったりする。

そんな状況がしばらく続いたが、周囲が配慮して、やさしく接していると、解離症状も幻聴もなくなり、仕事にも休まず行ける時期もある。ただ、意欲や調子には波があり、気力が低下して仕事どころか家から出られなくなることや、パニック発作を起こしたりすることもある。症状は、そのときの状況によって大きく変動したが、両親が本人によけいなことを言わなくなると、段々と落ち着いてくるのが通例だった。

つまり症状は、Sさんを守るために役立っていたことになる。

そんな一進一退の状況が、本格的に落ち着きはじめたのは、十歳近く年上の新しい彼氏と出会って、しっかり守ってもらえるようになってからだ。

再び実家から離れ、彼と暮らしはじめると、これまで同棲した相手とは違って、彼は両親にも紹介してくれたうえで、ある日、結婚しようと言ってくれたのだ。


愛着障害や複雑性PTSDのケースでは、Sさんのように、次々とさまざまな症状や診断が並ぶことが多い。Sさんの場合にも、幼いころは「広汎性発達障害」と診断され、その後、不登校や自傷行為、うつやパニック障害、男性依存、さらには、解離性障害、双極性障害、境界性パーソナリティ障害と診断できる状態、そして一時的だが、統合失調症と疑われかねない幻聴も認められた。

複雑性PTSDの症状がそろって、複雑性PTSDの診断基準を満たす時期は、一部の期間にとどまり、愛着関係が悪化するか改善するかにより状態は左右される。広汎性発達障害と診断された状態も、ネグレクトされた養育環境の影響がかかわっていたと思われる。

このケースを、発達障害なのか、境界性パーソナリティ障害なのか、双極性障害なのか、解離性障害なのか、複雑性PTSDなのかと、その診断にこだわることは、あまり意味がなく、Sさんを苦しめてきた問題の本質からすると的外れということになるだろう。

不安定な愛着に、さまざまなストレスやトラウマ状況が加わるとき、どの状態も生じうるのである。そして、つねに一貫して認められる根底的な問題は、養育環境による不安定な愛着であり、そこから、上記のさまざまな状態が派生していると考えられる。そのことは、愛着関係の改善により、どの症状も改善を示すということにより裏づけられると言えるだろう。

ヘルマン・ヘッセの場合

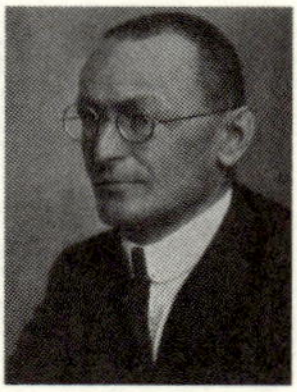
写真：アフロ

愛着トラウマや複雑性PTSDを生む典型的な背景は、これまで見てきた三つのケースに共通して見られたように、混乱した不安定な養育環境で、子どもの安全が脅かされていることがだれの目にも明らかな状況である。

ところが、そうした場合ばかりではない。一見すると、とても恵まれた家庭環境で育ったように思われるのだが、実際には、強制収容所に入れられたのと同じような、心理的支配や精神的な虐待が行われていることも少なくない。

いわゆる恵まれた家庭で育ったはずの人でも、不安定な愛着や愛着トラウマ、さらには複雑性PTSDで悩むケースが増えているが、そうした場合に、認められやすいのが、自分の気もちを理解してもらうのではなく、親側の正しさを強要されつづけたケースである。

そうしたケースの嚆矢《こうし》とも言え、一世紀以上にわたって、多くの若い読者の共感を獲得しつづけているのが、ドイツの作家ヘルマン・ヘッセである。

『車輪の下』などの作品で青年期の苦悩を描きつづけたヘルマン・ヘッセは、親との関係に長く苦しんだ人でもあった。ヘッセの両親は、インドでの布教活動で知り合った熱心な宣教師であり、わが子に対しても、自然な情愛よりも聖書の教えに忠実であることを求めた。

自分の興味や意思のままに行動しようとする幼いヘッセとのあいだには、自然と衝突が繰り返されることになった。そのたびにヘッセは癇癪《かんしゃく》を起こし、それが両親の怒りを買い、激しくぶつかるようになった。事態は悪化する一方で、手を焼いた両親は、ヘッセを児童寮（今日で言えば、児童相談所や情緒障害児短期施設に相当するだろう）

に送り込んでしまう。たしかに、両親と離れると、ヘッセの行動はましになったが、同時に、ヘッセ自身は自分が家から追い出されたと感じていた。その後も、問題が起きるたびに、両親はヘッセをよそに預けるようになる。

それでも、成績優秀だったヘッセは、両親の願いに応えて神学校に進むが、そこでの暮らしに次第に行きづまっていく。『車輪の下』に描かれているように、ヘッセは学業にも行きづまり、ある日、行方不明になってしまう。雨のなかを一晩さまよって、茫然自失状態のヘッセが発見されたのは、翌日のことだった。

神学校を中退したわが子は、両親にとって恥さらし以外の何者でもなかった。ヘッセは、半ば見せしめのためもあって、知的障害の子どもたちが収容されている施設に入れられた。絶望したヘッセは、自殺することばかりを考えるようになるが、意外にも、その施設での生活は、ヘッセ少年の傷ついた心を癒してくれた。後年、ヘッセが精神の安定のために行うようになった庭仕事の喜びを知ったのも、この施設においてであった。

だが、元気を回復して、再び学業に挑戦しようとすると、ヘッセの心は荒れはじめる。自殺のために拳銃を買おうとしたり、毎日のように書いてよこす手紙で、両親に自分を生んだことを恨むと書き連ねたりした。結局、ヘッセは、せっかく入ったギムナジウム（ドイツ語圏の中高一貫の教育機関）も辞めてしまい、大学に進学する道は閉ざされてしまう。

それから、実家でしばらくぶらぶらしたあと、実家のある街を離れ、書店員として働くようになる。親との確執は、その後も続き、慢性的な希死念慮に苦しめられた。最初に結婚した女性は、十二歳も年上の、やはり慢性的なうつのある女性であった。ヘッセは献身的に尽くしたが、結局、離婚。二回目の結婚は、もっと愛のない短命なものだった。三回目の結婚で、ようやくヘッセは安定した家庭を得たが、そのころにようやく彼の愛着障害も落ち着いてきたのである。五十歳の誕生日をすぎてから、ヘッセは希死念慮に悩まされることもなくなった。

本人の特性や意思が理解されず、親側の期待や基準ばかりを押しつけられ、それに応えられない子どもは否定的に見られてしまうという状況は、今日でも起きやすいものだ。安全基地をもてないことで、子どもは不安定な愛着に苦しむことになるが、なんとかわかってもらおうとする行為が、周囲の怒りを買い、トラウマ的な状況をますますつくり出してしまうという不幸な連鎖が起きやすい。

マーシャ・リネハンの場合

最後にもう一人、ヘッセと同じように世間的には恵まれた境遇で育ったにもかかわらず、養育環境によるトラウマ的体験によって、一度はどん底に落ちるような経験をしながらも、そこから長い苦闘と努力の末、復活を成し遂げたばかりか、同じ境遇にいる人々を救うための有効な治療方法を確立するに至った女性のケースを紹介したい。その名は、マーシャ・リネハン。自殺企図の激しい境界性パーソナリティ障害に、もっとも効果的な治療法であるＤＢＴ（弁証法的行動療法）を創始した人物である。彼女自身が、境界性パーソナリティ障害と診断され、二年余りにわたる入院治療を受けたこともあった。

彼女は、その事実をずっと秘密にしていた。当時の社会の強い偏見を考えれば、やむを得ないことだっただろう。だが、六十八歳となったとき、彼女は自らの原点とも言えるそのつらい体験を、ある医療機関で行われた講演において、二百人の聴衆を前にカミングアウトしたのだ。そして、その医療機関こそ、彼女が半世紀前に過酷な入院生活を強いられたところだった。秘密を公表することを決意したのは、「臆病者のまま死にたくなかった」からだったと述べている。

ハイスクールの途中まで、順調に人生を歩んでいたはずのマーシャは、卒業を間近に控えた十八歳のとき、精神科病院に入院してしまう。病状はよくなるどころか、悪化しつづけて、二年余りもの入院を余儀なくされる。その間、「統合失調症」と誤診され、大量の精神薬の投与、三か月にも及ぶ保護室への隔離、約二十回にも及ぶ電気痙攣《けいれん》療法を受けた。電気痙攣療法の副作用で、彼女は、子どものころの記憶の多くを失っただけでなく、上手だったピアノや好きだった読書さえ、一時はまったくできなくなったという。

マーシャが、自らの過酷な体験と、そこからどうやって復活したかを、一冊の本にまとめたのは、その講演から十年近くたってからのことだった。電気痙攣療法によって、十代までの記憶の多くをなくしてしまったため、自身の記憶がない部分は、周囲の証言によって裏づけねばならなかったという。

マーシャ・リネハンは、アメリカの南部オクラホマ州タルサに、六人きょうだいの三番目の子として生まれた。父親は石油会社で副社長を務めたこともある人物で、ビジネスマンとして成功していた。母親は、タルサでいちばん美しい女性として地方紙に載ったこともあった。世間的に見れば、恵まれた家庭で育ったことになる。

マーシャは、快活で、よく気がついて、おしゃべりで、だれからも好かれるような女の子だった。クラスでもいちばん人気があり、中学のときには、「マルディグラの女王」（カーニバルの女王）に選ばれたこともあったし、高校に上がってからも、生徒会の書記をしたこともあった。

ところが、学年が進むにつれて、あれほど自信に満ちあふれていた少女は姿を消し、暗く沈んで、気力もなくした別人になってしまう。落ち込みがひどくなり、とうとう精神科を受診することになったのである。

一体、彼女の身になにが起きていたのだろうか。

マーシャの母親は、世間的には、非の打ちどころのない良妻賢母型の女性であったが、南部の伝統的な価値観に縛られ、自分の理想を子どもたちにも求めた。六人きょうだいのうち、二人の兄や、マーシャのすぐ下の妹は、容姿の点でも、従順さやそつのない行動という点でも、母親の望み通りの子どもだった。ところが、マーシャはそうではなかった。容姿の点でも、ふるまいの点でも、母親は気に入らなかったのだ。マーシャは、チャーミングな女性だったにもかかわらず、自分の容姿に強いコンプレックスをもつようになる。母親や妹と違って、自分だけが、すらっとした体形でないことも、次第に受け入れられなくなってしまう。母親が、眼差しや声の調子を通して日々下す評価は、それほど大きな力をもってしまうのだ。

母親は、自分のルールに従うのが当然と考えていたようだ。そのルールとは、世間的に正しいということであった。子どもたちがなにを感じ、なにを望んでいるかは顧《かえり》みられなかった。両親、ことに母親は、つねに子どもたちを「評価」していた。肯定的なことに目を向けることも、ほめることも一度もなかった。

しかも、リネハン家で優先されたのは、母親を怒らせないということであった。どちらかというとマーシャは、父親のほうに容姿も気質も似ていて、母親よりも父親に親近感を抱いていた。だが、父親でさえも、母親の不興を買う恐れがある場合には、マーシャの味方になろうとはしなかった。母親に逆らってまで、マーシャを守ろうとはしなかったのである。

マーシャの人一倍快活で、常識にこだわらない、好奇心旺盛な気質が、災《わざわ》いしてしまう。母親は、マーシャのそうした特性を、評価するどころか、正さなければならない問題とみなしたのである。

マーシャは、のちにその状況を、「非認証環境」とか「トラウマ的非認証環境」と呼び、慢性的な希死念慮や自傷行為を繰り返す状態を生む大きな要因と考えるようになる。「認証 validation」とは、ありのままの現状を肯定的に認めるということであり、「トラウマ的非認証環境」とは、その子をありのままには受け入れず、否定することによって、心に傷を与えてしまうような環境だと言えるだろう。

「非認証環境」は、その子に無条件の安心感や自己肯定感ではなく、根拠のない自己否定感を植えつけてしまう。母親は、ただ娘の問題を改善しようとしているだけだとしか思っていないが、日々与える否定的で批判的な評価は、その子自身が自分に与える評価に置き換わっていく。

マーシャは、その状況を次のような例を挙げて説明している。

「だれかがわたしになにかひどいことを言ったとき、母がすぐさまわたしに言うのは、もっとその人から好かれるようにふるまいなさいということだった。そんなことを言う人のほうが悪いんじゃないの、と言ったことは一度もなかった」

マーシャ自身が、幼いころから、そうした境遇に置かれていたのである。両親が立派な人物であるとか、世間的に認められているといったことは、なんの役にも立たないどころか、自分たちの問題を振り返ることを難しくすることになり、むしろ最悪の状況を生み出してしまう。つまり、自分たちのように優れた人間に、親として問題があるはずなどないと思ってしまうのだ。

ほかのきょうだいにまるで問題がないということも、両親には問題がないという裏づけにされてしまいやすい。だが、そこに落とし穴がある。自分の理想にかなう子に対するときと、それに反する子に対するときの態度は百八十度違うものになるからである。つねに日向に置かれる鉢植えと、つねに日陰に置かれる鉢植えのような違いが、同じ屋根の下で暮らす子どものあいだに生じてしまう。

それは、マーシャの一つ下の妹アリーンと、マーシャに対する母親の態度の違いに典型的に現れていた。アリーンは、母親のお気に入りであり、マーシャは、問題児であった。そこには、マーシャを生んですぐに妊娠してしまい、母親がうつ状態になってしまったことも関係していただろう。マーシャ自身は、そのことに明白には気づいていないようだが、愛着形成にもっとも重要な時期にうつ状態になってしまうことは、その後の愛情に影響してしまうのだ。うつ状態になった母親は、子どもの世話をすることが少なくなり、そのぶん愛情も湧かなくなる。世話をすることによって、愛着はより強まるからだ。

なぜ、マーシャに対してだけ、とくに辛辣《しんらつ》で、冷たかったのか。それは、マーシャが勝手に思い込んだように、彼女の容姿や性格のせいばかりではなかったのではないか。母親に心の余裕がないと、子どもを愛することはできなくなる。だが、愛されない理由は当の子どもにはわからないので、結局自分は醜いからだとか、劣っているからだと思うしかなく、それが根拠のない自己否定感を植えつけることになる。

マーシャが学校や家の外では明るく、よく気がついて、だれからも好かれる人気者であったことは、ある意味、家庭で得られない関心や承認を、外の世界で得ようとしていた補償行為によるものだったのだろう。学校と家庭で見せる表情が正反対ということは、しばしば虐待や心理的支配を受けている子どもでは見られる。

だが、それも限界を超え、補いきれなくなったとき、バランスが急激に崩れ、「病気」というかたちで現れることになる。

マーシャの場合、家庭で得られない「安全基地」を、最初は、父方の叔母のもとに求めていたようだ。しかし、経済的に裕福でない叔母は、リネハン家では下に見られており、マーシャがそこに出入りすることも、母親らは快く思っていなかった。マーシャは次第に、学校にも「安全基地」をもてなくなっていく。カトリック系の学校だったため、教師たちは、カトリックの尼僧《にそう》であった。彼女たちは、服従するということをもっとも尊び、マーシャのように、現状に疑問をもったり、自分独自の考えをもつという態度を歓迎しなかった。

学校には、ソロリティ（女子の社交クラブ）がなかったため、マーシャは、地元の公立学校のソロリティに所属するようになる。そこに居場所を求めたのだ。

だが、教師たちは、それを快く思わず、マーシャに脱会するようにと迫った。しかし、マーシャはそれを拒否した。教師たちはあからさまにマーシャに対する態度を変え、それがあまりにひどかったので、ほかの生徒が校長に訴え出たほどだった。だが、事態はなんら改善せず、それどころか、生徒たちのなかには、教師に同調して、マーシャと距離を置く子も少なからず現れたのである。

マーシャが自分の信念を貫こうとすればするほど、家庭でも学校でも孤立し、マーシャは居場所を失っていった。マーシャは、ソロリティを脱会するが、それにより最後のよりどころさえも失ってしまったのである。

こうして、ハイスクールの最終学年に進むころには、マーシャはすっかり暗くなり、寝室から出ることもできなくなっていた。体重が増えてしまった自分に、マーシャは、ますます否定的な見方を強め、自分はなに一つとり柄も愛される価値もない人間であり、だから、だれからも見捨てられるのだという考えにとらわれていた。しかし、だれにも本当の悩みを打ち明けることもできず、学校に行った日は、以前のままのマーシャを続けていた。

だが、ひどい頭痛にも苦しめられるようになり、学校に行くのも困難になる。そして、卒業も間近になったある日、突然、マーシャは、友人たちの前からも姿を消したのだった。家族に聞いても、あいまいな説明しか得られなかった。

そのころマーシャは、精神科病院に入院していたのである。

どんどん悪化する病状

うつ状態と引きこもり、過緊張とひどい頭痛が、入院したときのおもな症状だった。だが、入院治療自体が、明らかにマーシャの病状を悪化させることになる。入院は、当初診断を目的とするもので、二週間を予定していた。ところが彼女は、それまでしなかった自傷行為を、病院に来てはじめて行ってしまう。眼鏡のレンズを割って、その破片でリストカットしたのだ。その行為を問題視した病院は、マーシャを、それまでいた開放病棟から、窓に鉄格子のはいった閉鎖病棟に移し、向精神薬を大量に処方するようになる。けれども、マーシャの自傷行為はひどくなる一方だった。

窓ガラスを割ってその破片で切ったり、タバコの火を押しつけて皮膚を焼いたり、ものを壊したり。そのたびに、マーシャは拘束されて、当時使われていたコールド・パック療法（裸にした体を、濡れたシーツを冷却したものできつく包み、ベッドに拘束する鎮静法）を施されたり、保護室に隔離されたりした。隔離期間が三か月にも及んだこともあった。

保護室では、ベッドも椅子も、ボルトで床に固定されていたが、マーシャは、突然、椅子の上に立ち上がって、頭から真っ逆さまにダイブする行為を繰り返した。おとなしくしているかと思うと、いきなり危険な行動をとるため、だれも止められなかった。

病院から脱走したことも一度ならずあった。街のバーに入って、水を一杯もらうと、トイレにこもるやコップを割り、その破片で腕を切った。バーのオーナーは、警察を呼んだ。

大量の薬物療法も効果がないとわかると、電気痙攣療法（左右のこめかみのあいだに百ボルト程度の電気パルスを通電して、けいれんを引き起こす治療法）も試みられた。一クールは、週に二回を十回程度行うのが一般的だが、マーシャは、二クールの治療を受けたという。副作用の一つが健忘であるが、マーシャは、多くの記憶を失ってしまう。閉鎖病棟には、アップライトピアノが置かれていて、それを弾くことが、マーシャの数少ない慰めとなっていたが、電気痙攣療法を何度も繰り返すうちに、楽譜の読み方も忘れてしまい、ピアノも弾けなくなったという。

だが、二つの大きな現実が、マーシャの状況を変えることになる。一つは、二年にもわたる治療が行きづまり、改善の兆しも見えないことから、病院側も家族も回復を諦めはじめ、ついに「州立病院」への転院という選択肢が浮上してきたことだ。当時の州立病院は、巨大な精神科病院で、治療施設というよりも収容施設であり、入ると出てくることはないと、みなされているようなところだった。

マーシャの行動がいくぶん落ち着いて、閉鎖病棟から開放病棟に移せるようになったのには、その現実が、限界設定として働いたためのようだ。

もう一つは、それまで主治医として治療に携わってきたオブライエン医師が、転勤してしまうという事態である。オブライエン医師は、まだ精神科医として駆け出しの若い男性医師だったが、最初に担当した患者でもあったマーシャをなんとかよくしようと、非常に熱心にかかわりつづけていた。その思いは、空回りするばかりではあったが、マーシャはこの医師のことが、嫌いなわけではなかった。逆だった。この医師の誠実さや献身に対して、信頼と愛情さえ感じていたのだ。

だが、不安定な愛着に特徴的なアンビバレントな傾向が強まっていたマーシャは、愛されたい、認められたいという思いとは正反対な行動をとってしまう。オブライエン医師を困らせ、その治療努力をあざ笑い、改善しようと躍起になればなるほど、悪化するさまを見せつけることになっていたのだ。

ある日、オブライエン医師は、意を決したようにマーシャを呼んで、告げた。「きみが自殺することを、ぼくは受け入れることにしたよ」と。そして、二週間出張でいないので、死んでも葬式には出られない。ミサのときに祈りを捧げはするけれど。

「だから、出張から戻ったときにもきみが生きていることを祈るよ」

それまで、彼女を救おうと献身的に支えてくれていただけに、オブライエン医師の突き放した態度は、マーシャには衝撃だった。マーシャは、死んでやると息まき、興奮してまた拘束されねばならなかったが、結局、死ななかった。このときはじめて、「自分は死にたいわけではないのだ」ということがわかったという。これが、マーシャにとって、大きな転換点となった。

ただ、この方法は、あまり感心しないものだ。下手をしたら、本当に死んでしまった可能性もある。そこまで、マーシャだけでなく医師も追いつめられていたのだろう。マーシャがこの医師の言葉を、言葉通りではなく、真の意味で受け止めることができたのは、二年にもわたるかかわりのなかで、この医師がだれよりも、少なくとも自分の親よりも、自分のことを考えてくれていることを感じていたからだろう。

そんなある日、マーシャは、なぜそんな行動をしたかはわからないが、ピアノの前に一人座りながら、神に誓ったという。「この地獄を抜け出してみせる」と。そして、「それをやり遂げたら、この地獄に戻って、ほかの人たちを出してあげる」と。

その誓いが、どういう意味をもつことになるのか、マーシャ自身わかっていなかっただろうが、まさに、その後の人生において、その誓いを、真の意味ではたしていくことになるのである。

だが、当時のマーシャは回復にはほど遠い状況だった。マーシャは、ようやく自宅に帰ったものの、そこの居心地は、ある意味、病院よりも悪かった。両親だけでなく、妹も、病院帰りの姉から距離をとっていた（のちにそれは、姉からの悪影響を恐れた母親の指示によることだとわかる）。

だれともまともに口も利かず、孤立した状況のなか、マーシャは、再びリストカットをしてしまう。母親からの白眼視《はくがんし》が強まり、家に居づらくなって一人暮らしをはじめたものの、自分の支えになるものはなにもなかった。アルコールに頼るようになり、ODも加わる。たまに実家に帰ることもあったが、そのたびに、彼女は自分が愛されていないということを確認させられただけだった。

マーシャの場合、彼女が受けたトラウマ的体験は、ほかのケースで見てきたような過酷で、人間性を破壊してしまうような出来事や仕打ちに比べれば、ずっと軽微で些細なことに思えるかもしれない。だが、それが積み重なることで、結果的に、どのケースよりも、深刻で危険な状態を生んでしまったのである。

マーシャの場合は、精神科病院に入院させられ、長期間にわたって自由を奪われたうえに、いくら頼んでも、親も救い出そうとはしなかったという事態が、医原性（医療行為が原因となって起きた）ともいえるトラウマ状態を生んでしまった面もあるだろう。

皮肉なことに、マーシャが境界性パーソナリティ障害の症状を呈したのは、入院させられたあとのことであり、複雑性ＰＴＳＤと言える症状が認められたのは、病院を退院したあとからである。

お先真っ暗のマーシャが、どのように回復するに至ったかについては、のちの章で触れたい。

第4章

複雑性PTSDの症状と診断

本人の意思を奪う「全体主義的な支配」

アメリカの女性精神科医ジュディス・ハーマンは、それまでのPTSDの診断基準が想定しているのは、戦闘、自然災害、レイプといった短期間に起きた外傷体験（その人の生命や存在に強い衝撃をもたらす出来事）のサバイバーであり、長年にわたる虐待や強制収容所への収容など、長期反復性の外傷体験のサバイバーをカバーできていないとして、また、長期反復性の外傷体験の影響は、しばしばより複雑であるとし、「複雑性PTSD」の診断概念を提案した。

ハーマンが作成した診断基準の案では、その第一項に、「全体主義的な支配下に長期間服従した生活史」を挙げ、その実例として、人質、戦時捕虜、強制収容所生存者、一部の宗教カルト生存者、さらに、家庭内暴力、児童虐待、組織的な性的搾取の犠牲者を加えている。

つまり、エリ・ヴィーゼルのようなケースは、典型的な複雑性PTSDとして分類されることになるし、もっとも身近なケースとしては、家庭内暴力や児童虐待のサバイバーが多くを占めることになる。

「全体主義的な」と述べられているということは、言い換えると、本人の意思や主体性を侵害されているということであり、強制収容所で起きるのと同じ事態が、虐待家庭では起きてしまうということだ。

国際的な診断基準としてもっともよく使われるアメリカ精神医学会の最新の診断基準DSM－5には、残念ながら、複雑性PTSDの診断基準は採用されていないが、それと並ぶ国際的な診断基準である、WHO（世界保健機関）のICD－11に、はじめて採用された。

以下、ICD－11の診断基準に沿って説明したい。ただし、PTSDの診断については、DSM－5の基準も紹介している。

複雑性PTSDの診断に必要な要件

安全感を著しく脅かす出来事が長期にわたり繰り返された結果、以下のような症状が一か月以上続き、それにより大きな苦痛と機能（社会的、職業的、そのほかの領域）の障害をきたしているとき、「複雑性PTSD」と診断される。

通常のPTSDでは、トラウマの原因となる出来事は、命を脅かされるような非日常的な出来事であることが必要だが、**複雑性PTSDでは、一回の出来事は軽微でも、それが、逃れられない状況で、長期にわたり繰り返されていることが重視される。**

なお、単回性（事故や災害に遭遇することで発症するPTSD）のトラウマであれば、トラウマ症状の多くは一か月以内に速やかに回復し、PTSDに移行するのは一部で、児童青年で十六パーセントと報告されている。六か月以内なら自然回復が期待できるものの、六か月をすぎると、医療的な介入を行わないと回復しにくいとされる。複雑性PTSDの場合、回復はより困難になり長引きやすい。

複雑性か単回性かにかかわらず、まずPTSDと診断されるためには、次の三つの症状（DSM－5では四つ）が認められることが必要である。

1 侵入症状

侵入症状と呼ばれるものには、**トラウマ場面の記憶が生々しくよみがえり、あたかもその場にいるようにありありと迫ってくる「フラッシュバック」や「悪夢」を繰り返し見ることが**含まれる。また、その状況がいま起きているかのように行動する「解離症状」が見られることもあり、これも侵入症状とみなされる。

マリリン・モンローが夜中に男の人が襲ってくると言って、外を徘徊《はいかい》したエピソードは、こうした症状によると考えられる。

また、フラッシュバックが起きたとき、著しい動揺や混乱、感情の暴発、衝動行為などをともなうこともあるが、逆に無反応になって、周囲にはぼんやりしていると感じられることもある。

フラッシュバックは、その場面がよみがえるだけでなく、強い情動に彩られていることが特徴である。通常のPTSDでは、フラッシュバックにともなうのは、強い恐怖心やパニックであることが多いが、愛着トラウマでは、恥の感情（罪悪感、自己非難）や怒りに彩られたフラッシュバックも多い。

フラッシュバックや悪夢は、本来、トラウマをのりこえるための想起や再現といった機能が、処理の限界を超えることによると考えられるが、制御を失って無秩序な侵入を繰り返すことで、ますます安全感が失われ、無力感が強まってしまう。トラウマ場面の記憶を直接思い出さない場合でも、トラウマに関連したものや象徴するものに遭遇しただけで、著しい動揺や混乱を起こすことも、侵入症状と考えられる。

キュリー夫人が、夫の名前を耳にしただけで、著しく動揺し、行動が止まってしまったのも、侵入症状のためと言えるだろう。

2 回避

トラウマにともなう回避は、**傷つけられた相手や場所を避けることはもちろんのこと、その出来事やそれに関連した記憶に向き合うことを避け、さらには、その記憶を誘発してしまうものを避ける**というかたちで現れる。直接の原因となった人物や場所だけでなく、似ている状況に対しても、警報装置が作動して足が止まってしまうのだ。

回避しようとすることは、意識的、無意識的に行われる。トラウマの対象やそれを想起させるものへの遭遇は、いつどこで起こるかわからない。したがって、それを回避しようとすると、確実に安全な場所やシチュエーション以外は避けたほうが無難ということになる。

その結果、絶対安全な場所や人以外を回避するようになり、活動範囲が狭まる。たとえば、イジメの被害に遭《あ》った子どもは、イジメた相手と遭遇することを恐れ、昼間出歩くことを避けるようになりやすい。

トラウマに関連したことを避けるだけでなく、**人づき合い全般や新しいことにチャ**

レンジすることも避けてしまいがちになる。自分の殻に閉じこもったり、引きこもったりすることも少なくない。そうすることで、少しでも危険や不安を避け、安心感を確保しようとする。何事にも意欲や関心が湧かず、無気力になるという場合もある。

ときには、現実を忘れさせてくれる依存性のある行為や物質に溺れることで、現実の不快さから逃れようとする。引きこもりや社会参加の拒否、薬物や依存的行為への耽溺《たんでき》も回避の一つのかたちである。問題に向き合うことを避けてしまうのだ。だが、それが解決や克服を遅らせることになる。

思考や行動の回避だけでなく、感覚の鈍麻《どんま》や麻痺、意識・記憶の解離が生じることもある。目が見えなくなるという反応さえ起きる。

回避は、しばしばほかの対象や行動にも影響する傾向があり、傷ついたことだけでなく、傷つく可能性のある、あらゆることに対して臆病になることで、行動範囲や選択肢が制限され、人生の可能性が狭まってしまう。

人づき合いを避けて生きてきたFさんの場合

Fさんは、専門資格をもつ男性で、筆者のもとにやってきたとき、四十代はじめだった。うつ症状と不眠、過去の出来事がフラッシュバックして、そのたびに怒りや恥ずかしさの感情にとらわれて苦しんでいた。

恥ずかしさの思いのなかには、「自分は人並みでない」「自分の実情はだれにも話せない」「どうせだれも自分を受け入れてくれないだろう」という気もちがあった。

しかし、実際のFさんは、二枚目俳優としても通用するくらい端正な顔だちをした、素敵な印象の男性で、難しい国家資格を取得して、事務所も自営している。世間的には、なんらコンプレックスに思うようなことはないはずで、本人の自信のなさとのギャップが不可解であった。

その疑問は、生い立ちやこれまでの人生が語られるなかで、解けていった。

Fさん一家が背負うことになる苦難は、そもそも父親と母親の性格の違いからはじまった。父親は生真面目な技術職の会社員で、学歴がないことをコンプレックスに思っていて、Fさんに、勉強していい大学に行けというのが口癖だった。

一方、母親は社交的で、家庭に収まるよりも、外で派手にやりたいところがあり、父親との結婚には不満があった。母親の態度に腹を立てた父親とのあいだで、ケンカがよく勃発した。

そうした状況がさらにひどくなったのは、Fさんが高校生になったとき、母親が水商売をはじめたことだった。店の看板がかかった店舗兼自宅の家に帰ることも、Fさんは、恥ずかしくてたまらなかったが、母親の店は好調で、毎晩遅くまでカラオケの声が響いてくるのにもイライラした。

母親はお酒を飲んでいい調子で上がってくると、父親を忌々《いまいま》しそうに見る。そのころは、母親の稼ぎのほうが父親の稼ぎを上回るようになっていて、父親と母親の関係もさらに冷え切っていた。母親が客の男性とつき合っていることを家族のだれもが察知していたが、だれもなにも言わなくなっていた。父親はうつになり、仕事を休むことが増えた。母親は、そんな父親を粗大ごみ扱いにして、ますます家庭内の空気は悪くなった。

そもそも進学した高校が第一志望ではなかったこともあり、Fさんは、学校生活にも意欲を感じなかった。親しい友人をつくることもあえて避けていた。家庭の状況を知られたくなかったのだ。次第にクラスでも孤立し、いつもぽつんと一人でいることが当たり前になった。

自分から距離を置いたはずだったが、Fさんはいつのまにか、だれも自分のような者とは話したくないに決まっていると思うようになった。

母親は、お客にいい儲け話があるとすすめられて、カラオケボックスの会社を立ち上げ、事業をはじめた。最初は、売り上げも順調で、羽振りもよかった。

父親と離婚した母親は、やりたい放題だった。ボックスの数も増やして、さらに売り上げアップを狙っていた。

ところが、一年もしないうちに、近くに最新設備を備えた、大手のカラオケ店が進出してきたことから、売り上げが急降下してしまった。撤退する判断がつかず、さらに一年もちこたえたが、赤字を増やしただけだった。会社を清算すると、数千万円の借金が残った。

それから二十年、その借金を母親とともに返済してきたのだという。会社がつぶれたときにチャラにできたのでは、と尋ねると、知人や親せきにも借金の保証人になってもらっていたので、それもできなかったという。

母親を見捨てることはできなかったのだろうが、それにしても、母親の借金を息子が支払う必然性はなく、あまりにも理不尽な運命を背負わされたことになる。

二人とも、朝から晩までダブルワークをして、返済に励んできた。おかげで、借金はあと少しで返し終わるところまできていた。だが、逆に気もちがつらくなることが増えているという。昔のことがまざまざとよみがえり、なにも手につかなくなってしまうこともある。

Fさんは、交友も異性とつき合うことも避け、ひたすら借金返済だけを優先してきたという。人づき合いを避けてきたのは、自分の内情を知られたくなかったのと、こんな人間とつき合いたいと思う人がいるわけがないという気もちが強かったからだった。自分の人生を諦めているようだった。

Fさんの場合、人生の損失をふくらませてしまったのは、自分のことも、他人のことも否定的に見るようになり、交友や異性との交際も避け、人生を狭めてしまっていることであった。

その後の回復においては、自分に対しても他人に対しても、実際以上に否定的に見ていた認知の歪みを修正して、むしろ借金返済という大事を成し遂げたことを、恥じるどころか誇りに思っていいのだと、見方を逆転させていくことが、一つのカギを握ることになった。

回避は回復のチャンスを遠ざけてしまう

回避は、ある部分で自分の安全を少しでも確保し、傷ついた心と体を休めるために必要な対処だと言える。ある期間、回避することで、次第に意欲や活力が復活する準備がなされるのも事実だ。ダメージを受けた状態は、傷つきやすい状態でもあるので、その時期に無理をすると、さらに不快な体験によるダメージを受けかねない。つまり、必要な回避もあるのだ。

だが、**問題は、動きたい気もちがよみがえってきていて、本当は行動したいのに、必要以上に警戒心や不合理とも言える恐怖心にとらわれ、行動に踏み出せないという状況が長く続いてしまうことだ。**

回避が不幸なのは、回避することによって、回復のチャンスが狭められ、遠ざかることになり、出口のない状況がつくられやすいということだ。しかも、回避は全般化しやすく、一人の人間に対する不信感や恐れにすぎなかったものが、回避を続けることで、人間全般に広がってしまったりする。怖くても行動を起こすことができれば、回復のチャンスがあったかもしれないのに、その可能性を閉ざしてしまう。

しかも、愛着トラウマから回復させることができるのは、最終的には、人とのかかわりによってでしかない。人とのかかわりを回避しすぎることは、その可能性も妨げることになる。

そうしたこととも関連するが、愛着トラウマや複雑性PTSDを抱えた人にしばしば見られやすい不幸な状況は、過度な警戒心や不信感が、体の緊張やこわばり、不愛想な表情、そっけない態度、過度な自己防衛や反撃、不必要なクレームや文句といった行動となって現れ、それが人を遠ざけ、やさしい助けを得られるどころか、疎《うと》まれてしまうという悪循環を、自ら招きやすいということだ。

自分を守ろうとするスイッチが勝手に入ってしまい、ヤマアラシ状態になってしまうのだ。本当はやさしいいたわりや抱擁《ほうよう》を求めているのに、知らず知らず出してしまう態度や表情が、気づかないうちに相手を突き刺してしまう。そこから無用のトラブルや諍《いさか》いも起きやすいし、なんとなく避けられるということも多いのである。

最初は、好意や関心をもって、近寄ろうとしたとしても、思いがけない突きを食らって、ショックを受ける。その人が傷を抱えていることで、そうした反応が起きてしまうのだと察することができる人はあまりいないだろう。寛容でやさしい人でさえ、好意をもってしたことで何度か痛い目に遭えば、近寄ろうとは思わなくなる。

治療者や支援の専門家でも、それは同じことだ。彼らは、職業的な意識と義務感から、あまり心地よくはない反応に耐えながら、どうにか心をやわらげようとがんばるだろうが、そこにも限界がある。支援者も、手を引いてしまうということもあるし、そうなる気配を察して、本人が助けを求めなくなるということも少なくない。どちらにしろ、その人の回復は遠ざかってしまう。

3 過覚醒・神経の過敏反応

ＰＴＳＤに必発し、しかも長く続きやすい症状として、過覚醒や神経過敏などの神経系の過剰反応がある。

神経が敏感で高ぶった状態が続くため、眠りが浅くなったり、すぐ目が覚めてしまったりするだけでなく、イライラしやすく、些細なことに怒りを感じたり、感情が爆発したりする。神経過敏から不安が強まり、自律神経が乱れ、動悸や過呼吸、下痢などの身体症状やパニックにもなりやすい。ドアや電話の音に過剰に驚いたり、些細な物音にも敏感に反応して動悸に襲われたりする。

眠ろうとすると不安や緊張が強まる傾向も見られる。いちばん安心してリラックスできるはずの睡眠が、かえって不安や緊張を高めてしまう。眠りそうになった瞬間、動悸がして跳ね起きたりする。眠っているとき、生きものは無防備な状態になるため、警戒心が強まるうえに、悪夢などに脅かされることも眠りへの恐怖を生じさせてしまう。

そのため、**ＰＴＳＤを抱えた人では、不眠症や不安障害に悩まされ、薬物やアルコールにも依存しやすい。**

生理学的には、自律神経のうち交感神経が過剰に緊張した状態が続いていると言える。交感神経は、闘争か逃走か（戦うか逃げるか）にかかわる神経系であり、体も脳も戦闘状態にあると言える。さらに緊張と恐怖が強まると、フリージングという固まった状態を引き起こすこともある。これは、原始的な迷走神経（背側迷走神経）の反応により起きる。

また、過緊張は、筋緊張性頭痛などの頭痛、消化器症状などの身体症状に悩まされる要因にもなる。

4 感情や認知（思考）のネガティブな変化

最新の診断基準ＤＳＭ－５で、ＰＴＳＤの症状として新たに加えられた項目が、感情や認知のネガティブな変化である。感情のネガティブな変化とは、簡単に言えば、うつや不安を感じやすくなるということだ。ただし、この診断項目は、ＩＣＤ－11には含まれない。大規模な研究の結果、悪夢を繰り返し見るといった症状が、ＰＴＳＤと診断された人の六七パーセントに見られたのに対して、抑うつ症状は、三七パーセントと頻度が低く、ＰＴＳＤに特異的な症状とはみなされなかったためだ。

ただ、抑うつや不安、イライラといった否定的な感情にとらわれやすい状態は、単回性のトラウマによるＰＴＳＤにおいては、比較的頻度が低いが、複雑性ＰＴＳＤでは、高頻度な症状となる。ＩＣＤ－11では、これらの症状は、感情調整の障害として、あとの項目にまとめられているので、結局、この項目は不要ということになる。

むしろ、この項目で重要なのは、認知の面での変化であろう。のちの章で詳しく扱うことになるが、トラウマを受けると、その出来事そのものによるダメージよりも、それにともなって生じる認知のネガティブな変化のほうが、ＰＴＳＤを引き起こしやすくし、回復を妨げるのである。

認知の変化は、他者に対してだけでなく、自分自身に対しても起き、また世界や未来に対する信頼感も変容する。またいつ脅かされるのか、と疑心暗鬼になり、他者に対する安心感や信頼感が損なわれてしまうのだ。

その意味で、トラウマを受けた直後に、ほかの存在がやさしく守ってくれると、ダメージは大幅に軽減される。ところが、愛着トラウマは、本来いちばん信頼すべき存在から安全を脅かされ、否定されつづけた結果生じているため、かばってくれる存在が身近にはいないことも多く、認知の変化は深刻なものになりやすい。だれも信じられないと感じてしまうのは、ある意味当然なのである。愛着障害が深刻なケースほど回復が難しいのは、否定的な認知が、本人に一体化してしまっているためである。

この否定的な認知が、さまざまな場面で適応の邪魔をする。信頼していい相手に対しても、些細なことで傷つき、不信感や怒りにとらわれてしまいやすくなる。そのため、親しかった人とも疎遠になり、孤立してしまう。

さらに、自分自身に対しても自信や信頼を失い、自分を責める感情や自己否定、罪悪感や恥の感情が強まる。愛着トラウマの場合、自己非難や恥の感情が強く、**いつも**

自分を否定する「内なる批判者」に支配されやすい。そこにともないやすいのは、「自己否定のサイクル」である。

些細な否定や傷つきが引き金となって、トラウマ状況が再現されると、「お前は生きる価値がない」「愛されるはずがない」「だれも信用できない」「どうせ無駄なことだ」と「内なる批判者」がすべてを否定しはじめる。それによって、せっかくの努力や成果も否定され、生まれかけていた希望が、絶望感に変わってしまう。すべてが徒労に思えるのだ。自己否定のサイクルが繰り返されることで、ますます自己肯定感や安心感が失われていく。

もう一つ見られる認知の問題は、トラウマ体験自体に対する受け止め方の歪みである。トラウマとなった出来事について、客観性の欠けた認識にとらわれやすいのだ。過度に自分のせいだと思い込むか、逆になにもかも相手のせいにしてしまい、怒りや恨みにとらわれつづけることもある。また、トラウマ体験の一部を思い出すことができなかったり、記憶がすり替わったりすることもある。これは防衛のための反応でもあるが、克服を妨げる面もある。

複雑性PTSDの診断に必要な追加項目

ICD－11の基準では、複雑性PTSDと診断するためには、上記に加えて、以下の三つの症状が必要とされる。これら三つの症状は、まとめて「自己組織化（簡単な要素から、自発的に複雑なシステムが組み上がること）の障害（DSO）」と呼ばれる。

複雑性PTSDと診断されるためには、すべての項目を満たす必要がある。愛着トラウマを抱える人のうちでも、該当する人は限られる。先の章のケースで見たように、ずっとその状態が続くというよりも、ある時期に強まるということのほうが多い。

5 感情制御の困難

感情のムラが激しく、急に泣いてしまうなど、情緒不安定で気分に両極端な波が見られたり、怒りを抑えられなかったりする。些細なことで涙ぐみ、感情があふれたり、怒りの発作にとらわれ、衝動的に怒りをぶつけたりすることも見られる。強い不安やパニックになりやすい傾向や、身体的な反応をコンロトールできなかったり、自分の内面から切り離されている状態（解離）もしばしば見られる。

感情制御が苦手な人は、衝動的で、恋愛や人への依存も激しく、対人関係も不安定になりやすい。

これらの症状は、両極端な気分変動や激しい怒りの反応を特徴とする境界性パーソナリティ障害と共通する点が多い。両者はオーバーラップすることも多いが、見分けるポイントは、**境界性パーソナリティ障害では、見捨てられ不安が非常に強く、必ず自傷・自殺企図が繰り返される**のに対して、複雑性PTSDでは、そうでないケースも存在するということである。

また、**複雑性PTSDには必ず、フラッシュバックや悪夢などの激しいトラウマ症状がある**が、境界性パーソナリティ障害では、トラウマ症状はあまり目立たない場合もある。

感情制御の困難という場合、通常は情緒不安定ということを意味するが、この項目には、感情を抑えてしまったり、感情を感じられなかったりする傾向も含まれる。同じように愛着トラウマを抱えている場合にも、回避型や恐れ・回避型と呼ばれるタイプでは、感情の抑制や遮断が、むしろ特徴的である。そうした場合、感情を過度に制御し、自己抑制的で、内面に深く没頭する傾向が強くなる。社会的に引きこもる場合もある。先に挙げたエリ・ヴィーゼルやヘルマン・ヘッセ、母親のつくった借金を背負わされたFさんのようなケースでは、むしろ気もちを放出できないことが苦しみを強めている。

以上を踏まえると、愛着スタイルの観点から、次のように整理することもできるだろう。不安型愛着スタイル（見捨てられ不安が強い）と愛着トラウマが重なると、境界性パーソナリティ障害の傾向になりやすいのに対して、回避型や恐れ・回避型愛着スタイルが愛着トラウマと重なっている場合には、回避傾向がより顕著な複雑性PTSDが認められやすいということだ。境界性パーソナリティ障害と複雑性PTSDが併存する場合も、ずっと併存しているというよりも、複雑性PTSDの状態は、トラウマ症状が強まる時期に限定して見られることが多い。

トラウマに対する反応という観点からすると、同じように愛着トラウマを抱えていても、トラウマによって、現在も安全・安心が著しく脅かされ、向き合うことを回避している状態と、トラウマ自体は衝撃性を失い、むしろ、その原因となった相手（自分自身を原因だと誤認してしまうこともある）に対する怒りや、攻撃が強まっている状態があると言える（その怒りが自分自身に向いてしまうことも多い）。

前者は、本来の複雑性ＰＴＳＤの状態であり、後者は、情緒不安定や怒りが目立つ状態で、怒りが強まっているときの境界性パーソナリティ障害の状態もこれに含まれる。ただし、トラウマ症状や回避が強まっているときの境界性パーソナリティ障害は、前者の状態だと言える。

のちの章で見るように、後者の段階は、トラウマからの回復という点では、前者より一歩進んだ段階だとも言えるが、適切な処理がされないと、その状態が長く続いてしまったり、前者と後者の状態を行ったり来たりすることも珍しくない。

6 否定的な自己概念

複雑性ＰＴＳＤに限らず、不安定な愛着や愛着トラウマを抱えた人に見られるのは、自己肯定感が低いという点だ。だが、そうした傾向は、発達障害やその傾向がある人でも、また、それ以外の病気や障害を抱えた人でも認められる傾向であり、診断特異性は低い。

ただ、診断の必要条件であることは確かで、愛着トラウマや複雑性PTSDに苦しむ人では、その人に対する客観的な評価と本人自身の評価において、正反対とも言えるくらいのギャップが見られる。そして、本人自身の評価は、しばしばその人の親の評価を反映している。

ヘッセであれ、マーシャであれ、共通する苦悩は、親が彼らの愛すべき特性を受け入れず、自分たちの基準に反するわが子を否定しつづけたということである。

そうした否定的な「非認証環境」で育った彼らは、優れた能力や魅力があるにもかかわらず、自分のことを無価値で、恥ずかしい存在のように思い込んでいた。親から言われた言葉が呪いとなって、「どうせ愛されるはずがない」「どうせうまくいかない」と、自分を縛ってしまっていた。親に代わって、自分で自分を否定しつづけていたのだ。

不安定な母親に振り回されて育ったSさんのように、ときには、自分をバラバラの破片のように感じていたり、自分という存在などいないように感じていることもある。

7 対人関係の困難

対人関係の困難も、複雑性PTSDに特異的な症状というよりも、不安定な愛着を抱えた人全般に見られやすい特徴であるが、愛着トラウマや複雑性PTSDを抱えた人では、深刻な問題となることも多い。

対人関係の困難には、否定的な認知や感情コントロールの困難によって、親しくなるほど問題が強まる場合と、回避によって情緒的距離が縮まらず、親密な関係が育めない場合がある。後者の場合、運よくつき合ったりいっしょになったりしても、相手は放っておかれているように感じてしまいがちで、関係が行きづまりやすい。

トラウマによる傷が深い場合には、他者と離断したままの状態が続くことで、だれともつながっていないと感じ、他者と親密で信頼し合える関係をもつことができない。人生を他者と共有することに困難を生じることもある。他人の小さなミスや欠点にも過敏に反応してしまい、許すことができない。思っていたのと違うと、激しい違和感や怒りを感じ、イライラしてしまう。

人を心から信じられず、どうせいつか裏切られるという不安が強い一方で、「理想の親」や「理想のパートナー」を求めて、過度に期待して安易に接近し、裏切られるということを繰り返すことも多い。ほどよい距離感でつき合うことが難しく、依存と攻撃のパターンになりやすい。傷ついて、自分の殻に閉じこもり、人とのかかわりを避けてしまうこともある。

サリンジャーのその後

前述のサリンジャーのその後についてである。

サリンジャーを、戦争体験によるPTSDの例としてとり上げたが、じつは、サリンジャーが抱えている問題は、それだけではなかった。当然のことだが、戦争体験とは別に、彼にも、それまでの人生があったのだ。『ライ麦畑でつかまえて』にも描かれた、彼のやる気のない寄宿学校での暮らしと逃避行には理由があった。

彼は、ニューヨークのウエストサイドにあるマクバーニー校という私立のハイスクールに在籍していたが、そのころ、サリンジャーは演劇に目覚め、俳優を志望するようになっていた。ビジネスマンの父親はまったく息子の意思を理解せず、二人の関係はぎくしゃくする。それが、決定的となったのが、成績不良のためにマクバーニー校を退学させられてしまうという事態だった。

そして、送り込まれたのが、寄宿制の軍学校だったのである。

中途編入ということもあり、最初はまわりから浮いていたサリンジャーだったが、演劇と文学のサークルに居場所を見つけると、次第に頭角を現し、成績もぐっとよくなった。

そんな成功体験も、ニューヨーク大学に進むと、再び打ち砕かれてしまう。一年の二学期の成績で、もはや卒業が困難となり、あっけなく大学生活は終了となった。不本意ながら、父親の食肉加工の仕事を手伝うため、ウィーンに行くという話を受け入れ、そこで十か月ほどすごすことになる。

そのとき下宿したユダヤ人の一家には娘がいた。やがて、サリンジャーはその娘と恋仲になるが、なんの自信ももてなかったサリンジャーは、どうすることもできなかった。その恋は、サリンジャーの帰国によって終わりを告げる。

しかし、方向性の定まらなかったサリンジャーが、目指すべき道をはっきり自覚するようになるのは、この出来事の前後からである。帰国するときには、サリンジャーは作家になるという意思を明確にもつようになっていた。

それまで何事にもぐうたらで、注意散漫だった人間が、作家になるべく地道な勉強と努力を積み重ねはじめる。大学の講座にも通って、指導も受けた。何年かの努力の末、原稿が雑誌に載りはじめた矢先、戦争が起きて、徴兵委員会から令状が届いたのである。

時間は飛んで、ドイツのニュルンベルク病院を退院したサリンジャーは、オーストリアでの勤務を希望する。理由は、父親の仕事を手伝うべくウィーンに滞在していたとき、下宿させてもらった一家と娘のことが気になっていたためだ。

だが、希望は認められず、ニュルンベルクに配属されてしまう。サリンジャーは、やむを得ず独力で一家の住所を訪ね、消息を調べる。明らかとなったのは、一家全員が収容所で亡くなったということだった。そのことについても、サリンジャーは一切触れることはなかった。

サリンジャーの戦争をめぐるトラウマは、単回性のトラウマというよりも、いくつものトラウマが連続し、重なり合った複雑性トラウマと言うべきものであった。

愛着の面でも、課題があった。反りの合わない父親とは違って、いつも彼の夢を応援してくれる母親との愛着は、一見安定しているように見えるが、母親は怒り出すと止まらないところがあって、彼は二、三歳のころから、なにかあるとすぐ家出をするくせがあった。母親自身が、自身の父親の死後、母親と生き別れになるという体験をしており、支えになる身寄りもなく、いっぱいいっぱいになりやすかったのだろう。

サリンジャーが救いを求めるようになったのは、禅や神秘的キリスト教であり、なかでもヨガ行者のラーマクリシュナに傾倒したが、彼の精神のバランスを保つうえでいちばん役立ったのは、結局、作品を書くことだった。

彼は、旺盛に執筆にとり組んだ。『ライ麦畑でつかまえて』が完成したのは、終戦から五年後のことで、彼に大成功をもたらす。だが、成功により注目を浴びたことで、サリンジャーの人間嫌いはむしろ強まっていく。ニューヨークに住むことも負担に思うようになり、ニューハンプシャー州コーニッシュの丘陵地に十一万坪の土地を購入し、建っていたあばら家を自らの手で改造して、住みはじめたのだ。

そこでの暮らしを気に入ったサリンジャーは、終焉の日まで、その地で暮らすことになる。彼の愛読者だった女性と結婚もした。終戦から十年の歳月がたっていた。

しかし、新妻のクレアは、夫との生活に、すれ違いを感じるようになる。夫が大切にしているものと、自分が大切にしたいものとに、大きな隔《へだ》たりがあったのだ。夫には薪割りといった家事と執筆を繰り返す、ストイックな生活が大事であったが、クレアにとっては、単調な田舎暮らしは、息がつまるものでしかなかった。

二人は、隣に家を建てて別居するということで、バランスをとるしかなかった。

複雑性PTSDのそれ以外の症状

8 慢性的な身体不調

ハーマンが、「複雑性PTSD」の診断概念を最初に提起したとき、身体化障害が高い割合で認められることを指摘している。さらに近年になって、不安定な愛着は、不安やストレスに関連した自律神経系の異常やストレス性の身体疾患だけでなく、免疫系や内分泌系の異常によるさまざまな身体疾患のリスクを高めることがわかってきている。

しばしば起こる身体症状や疾患としては、緊張、震え、頭痛、慢性的な痛み、下痢や吐き気などの消化器症状、めまい、動悸、息苦しさ、身体疲労、倦怠感、免疫力の低下、感染症へのかかりやすさ、生理周期の乱れ、月経困難、PMSの悪化などが挙げられる。

9 認知機能の障害と擬似発達障害

いまのところ、診断基準には組み込まれておらず、すべてのケースに認められる特徴というわけではないものの、近年、子どものころに不適切な養育や虐待を受けた、愛着障害や複雑性PTSDの人に、しばしば認められる問題として注目されているのは、注意や記憶、課題処理、学習といった認知機能の低下や、社会性やコミュニケーションの障害が見られることである。

症状だけでは、ASDやADHDと区別がつかない場合もあり、「発達性トラウマ障害」や「擬似発達障害」と呼ばれる。身近に起こる問題として、集中力低下、不注意、忘れっぽさなども重要だ。**本来のASDは、生涯を通して、症状があまり変わらないのに対して、愛着障害や愛着トラウマによるASD様症状の場合、環境次第で大幅な改善が見られる。**

一方、本来のADHDは幼いときほど症状が強く成長とともに改善していくのに対して、愛着障害にともなうADHD様症状は、むしろ成人して以降ひどくなっていく傾向が見られる。このことは、こうした背景をもつ人が、むしろ成人してから、AD

HDをはじめとする発達障害のような症状に気づくようになり、実際に診断されてしまう要因でもあると考えられる。

発達特性とトラウマの悪循環

軽度な発達特性は、多くの人が抱えているものである。たとえば、過敏な傾向やこだわりの強さといった傾向をもつ人は、一般人口の二、三割にも上るだろう。あるいは、活動的で、好奇心旺盛な傾向や、刺激を求める傾向といったものは、それ自体は、むしろプラスの面をもつ特性である。

しかし、そうした特性が理解されるどころか、問題視され、ほかの人と違うことが悪いことのように責められ白眼視されるようなことが起きてしまうと、その人の人生に影響することになる。その場合の影響は、大きく二つに分かれる。

一つは、ある意味、教育的な効果が勝利を収めて、親たちの基準が子どものなかに同化される場合で、いくぶんストレスをともないながらも、新たな行動スタイル、認知スタイルとして獲得され、それは、その人の一部となる。たとえば、左利きを無理やり矯正して右利きになったような場合を思い浮かべていただければよい。新たな状況に、脳は回路の組み換えを行うことで、適応したのである。

もう一つは、指導や叱責が功を奏さず、組み込まれるのに失敗した場合だ。指導されたことは、身につくことなく、ただ挫折体験という不愉快なトラウマとなって、その人の行動を恐れや不安で縛ることになる。そうした影響は、親からの評価や叱責によることもあるが、教師からの評価によって刻まれるということも、かなり多い。

たとえば、次に紹介するのは、もともと芸術家的な気質をもち、天真爛漫で、いつもにこにこと跳ね回っているような少女が、いつも人の顔色を気にし、おどおどして自分に自信がなく、不安の強い性格に変わっていったきっかけとなった出来事を回想したものである。

人の顔色を気にしておどおどするようになった女性

その女性は、息苦しさや喉がつかえる感じを訴えていたが、その感覚に注意を向けているうちに、次のようなことを思い出して話しはじめた。

「家族と話すときも息を吐きすぎて、吸うことを忘れる。喉のあたりに重い塊のようなものがつかえていて、小さいころから、つばを飲み込めないことがよくあった。

給食は、つらい時間で、いつもどうやって食べたふりをしてごまかそうか、びくびくしていた。食べられないパンを証拠隠滅のためにこっそりもち帰ったり。食べることには、普通とは違う意味でのうしろ暗い思いがあり、悪いことでもしているような罪悪感があった」

そこで、彼女は、自分が受けていたイジメについて思い出す。

「食べものでもなんでも、わたしが触ったものには、だれも手を出そうとしなかった。『呪い』がかかっていると思われていて。変わった子どもだったとは思う。よくふらっと出ていってしまったりすることがあったから。

ある雨の日に、『ああ、雨だ』と外に駆け出したら、ほかの子も、面白がって同じように外に出てしまった。担任は、わたしがほかの子を扇動《せんどう》したみたいに、カンカンに怒って、この子の悪いところがほかの子に『うつる』という言い方をした。それから、ほかの子も、あの子といると悪いところが『うつる』と言うようになって、そのうち、それが『呪い』に変わっていった。

支援学級に行ったほうがいいという話も出て、連れていかれたこともあったけど、いままで習っていた勉強はできないと言われて、悲しくなった。親が反対して、結局行かなくてよくなったけれど。

そんなことがあってから、できるだけ目立たないようにしなければという意識が働くようになった。思ったままに行動したり、思ったことを言ったりすると、大変な目に遭うという思いが強くなって。

学年が上がったころには、別人のように内気で、なにも本音の言えない子になっていた。自分が、相手を怒らせていないか、嫌な気分にさせていないかといったことばかり気にしてしまうようになった。言いたいことも言えなくなった。天真爛漫に思いのままに行動していたころとは、真逆な性格になった。言いたいことが言えないことと、喉のつかえる感じが、リンクしていることに気づいたのである。


また、子どもの発達の特性に対して親が「敵意」を向け問題視することで、「ADHD」を発症させてしまうというメカニズムも指摘されている。実際、不安定な愛着は、親からの「敵意」を強めてしまう。

10 合併しやすい精神疾患・行動障害

気分障害、パニック障害などの不安障害、強迫性障害、摂食障害、境界性パーソナリティ障害、薬物やアルコールへの依存、買いもの・性依存など行為への依存、自殺企図、自傷行為など、愛着障害やトラウマと関連した一連の症状が、合併しやすい。なかでも、もっとも重度なものが、トラウマ性（外傷性）精神病と呼ばれるものであり、双極性障害、境界性パーソナリティ障害、薬物依存、解離性障害、統合失調症のような症状などが組み合わさり、反復する。

愛着トラウマと未解決型愛着スタイル

先にも述べたように、愛着トラウマを抱えてはいるけれども、複雑性PTSDの診断基準を完全には満たしていないというケースのほうが多く、十倍かそれ以上の割合になるだろう。だが、そうしたケースの人も生きづらさに悩んでおり、「未解決型（愛着スタイル）」と呼ばれる。

未解決型愛着スタイルの特徴は、普段は冷静で穏やかな人が、親について想起したり、親と遭遇したりすると、ひどく動揺したり、不安定になったり、別人のように表情をこわばらせるなど、未解決な課題が露呈することである。心にクレバスを抱えているようなものだと言えるだろう。

未解決型愛着スタイルが、不安型愛着スタイルと結びつくと不安定な傾向が強まり、この組み合わせは、境界性パーソナリティ障害にもしばしば見られる。未解決型愛着スタイルが、回避型愛着スタイルや恐れ・回避型愛着スタイルに併存することもある。

回避型に未解決型が同居した場合では、回避することで、自分の傷に向き合うことを避けるため、普段はなにも問題がないようにふるまうが、問題を回避できない状況に置かれたとき、トラウマが再現して、動揺や別人のような激しい反応を見せたりする。恐れ・回避型に未解決型が同居した場合は、人間不信がさらに強まり、心を開くことに難しさを抱える。過敏で傷つきやすく、孤立した状況を招くこともある。

第5章

脳・心・体でなにが起きているのか

PTSDを理解するための理論

1 ジャネの心理分析

心的外傷に対して「トラウマ」や「外傷的記憶」という用語を最初に用いたのが、フランスの精神医学者ピエール・ジャネである。ジャネは「解離」という現象を、医学的にはじめて扱った人物でもあった。

トラウマと解離は併存することも多いが、ジャネは、意識から消し去られた、解離した外傷的記憶（トラウマ記憶）は、本人に自覚されることはないが、さまざまな不可解な症状の原因となることを明らかにし、そうしたメカニズムで起きたトラウマ性精神病のケースの治療に成功している。

ジャネは、思い出などを語るなかで、抵抗や脱落のある部分に注目し、夢や自動書記、催眠といった方法を用いて、外傷的記憶をよみがえらせ、処理することが症状の改善につながるとした。ジャネは、その方法を、「心理分析」と名づけた。

ジャネのアプローチは、フロイトの「精神分析」にほぼそのまま踏襲《とうしゅう》された。フロイトの精神分析では、幼少期のトラウマに注目し、それを自由連想などの方法で掘り起こし明らかにして、症状の意味を解き明かすことが、症状の改善につながるとした。

ところが、まだ自我も未確立なころのトラウマ記憶を探り出そうとすると、退行が起きたり混乱が起きたりして、精神状態がかえって悪化してしまうという問題が頻発した。また、「思い出した」記憶が、じつは、事実ではなかったといった問題も生じて、次第に行きづまるようになる。

ただ、**トラウマ記憶を想起し再体験し、言語化して整理することが、トラウマの処理になる**という基本原理は、今日の多くのトラウマ療法において受け継がれている。

2 情動処理理論と持続エクスポージャー療法

その後、トラウマに関する理論に目立った展開が見られるようになるのは、一九八〇年以降のことで、おもに認知心理学の分野からはじまった。認知心理学者のスタンリー・ラックマンは、情動処理されないトラウマがＰＴＳＤを引き起こすという情動処理理論を提唱した。

健全な状況では、トラウマ的体験に遭遇しても、**人はその体験を思い出し、語ることで恐怖などの感情を吐き出し、安全を再確認することで、その出来事をすでに終わ**

ったこととして受容するというプロセスが進む。こうした一連の処理過程が「情動処理」であり、情動処理が行われることで、トラウマは、速やかに解消されていく。

ところが、トラウマ体験があまりにも突然で、予測外の強烈なものであったり、逃げ場のない状況で繰り返し起きたりして、限界を超えて安全感を脅かされた場合には、情動処理のプロセスがスムーズに進まない。その出来事を語り、感情を吐き出すよりも、封印し、向き合うことを避けてしまう。周囲に安心して受け止めてもらえる存在がいないといった状況も、その傾向を高める。

また、不安が強いパーソナリティの持ち主や自分の気もちを表現するのがもともと苦手なタイプの人では、この解消過程に困難をきたしやすい。すでにほかのストレスを抱えていたり、精神的に弱っていたり、周囲との関係で孤立していたりすることも、情動処理を滞らせ、ＰＴＳＤを生じやすくする。

結局、情動処理理論によれば、ＰＴＳＤが生じてしまうのは、早い段階でトラウマを想起し再体験するプロセスが回避されてしまったため、ということになる。

この情動処理理論に基づくトラウマ療法の代表が、持続エクスポージャー療法（ＰＥ）である。持続エクスポージャー療法では、トラウマ体験の現実場面と想像場面の暴露（想起し直面化すること）を、苦痛が小さいものから最大のものまで段階的に行い、苦痛や回避が生じなくなるまで繰り返す。単回性のＰＴＳＤに対しては、もっとも有効性が確立された方法の一つとなっている。

3 眼球運動とトラウマ処理　ＥＭＤＲとその応用

ＥＭＤＲ（Eye Movement Desensitization and Reprocessing：眼球運動による脱感作と再処理法）は、いまやもっともメジャーで、広く用いられているトラウマ療法の一つであるが、一九八七年に、フランシーン・シャピロによって、まったく偶然に見出された。

ある悩みごとにとらわれていた彼は、公園を散歩していたとき、その悩みがすっかり消えていることに気づいた。自分の行動をよく振り返ってみると、悩みを抱えた状態では、眼球が高速に行き来することを発見した。また、悩みを心に浮かべて眼球を動かしてみると、悩みの感じ方がすっかり変わったのである。

十年前にガンにかかり、治療を受けてガンは消えたものの、いつ再発するかわからないと言われ、つねに再発の不安におびえてきたシャピロは、心の問題に関心をもつようになっていた。それから、シャピロは手当たり次第に悩みをもつ人にこの方法を試し、手応えを感じるとともに、従軍体験のトラウマやレイプの被害によってPTSDと診断されている人に、この方法を用いて治療を行ってみたところ、顕著な効果が認められたのである。

最初はだれもが半信半疑だったが、多くの人がその効果を実感したことで、ファーストトチョイスで使われる治療法として定着した。通常のPTSDでは、もっとも効果的な治療法の一つとして確立されている。

眼球運動は、記憶の再生を活発にする作用と、処理を促進する作用があると考えられるが、じつは、その二つの作用は同じものなのである。記憶の活発な想起が、処理の促進にほかならないからである。想起し再体験することが、トラウマの処理につながるという原理とは共通していると言える。

夢を見ているとき、とても長く込み入ったものに感じられた夢が、じつは、ごく短時間のあいだに起きていることは、よく知られている。そのとき、眼球が素早く左右に運動している。REM睡眠と呼ばれる状態だ。つまり、夢を見ている状態と同じような状態をつくり出すことで、記憶の想起が活発化し、再体験が促進され、処理が素早く行われると考えられる。眼球運動は、左右の脳の統合を刺激することで、右脳が担うイメージと左脳が担う意味理解とがバランスをとるのを助けるのかもしれない。

ＥＭＤＲのセッションでは、三十秒間、眼球運動を行い、その間、思い出したことを話してもらうことを繰り返す。芋づる式に記憶が再生されるプロセスが促進されるとともに、埋もれていた記憶や忘れていたことが思い出されていき、気づきも促進される。

その後、ＥＭＤＲを改良した方法が、いろいろと登場したが、そのなかでも、**注目されているのがブレインスポッティング**である。

開発したデイビッド・グランドによると、フィギュア・スケーターにセラピーを行っている最中に、それは偶然発見されたという。その女性は、子どものころの出来事がトラウマとなって、トリプル・ループがどうしてもうまく跳べなかった。いつものように眼球運動を用いたＥＭＤＲのセッションを行っているとき、彼女は突然目を一点に固定したまま、動かせなくなった。その状態が十分ばかりも続くあいだ、彼女は、次から次へとトラウマ的記憶を思い出し、語ったのだった。それは、通常の方法では一向に出てこなかった反応だった。

その翌日、トリプル・ループが跳べたというその女性からの報告があったという。

そのことに意を強くしたグランドは、記憶の想起が活発となる眼の角度を見つけ出して、その角度に視線を固定する方法を用いはじめた。最初の成功から、二十年ほどのあいだに着実に広まり、日本でも近年よく使われるトラウマ療法の方法となっている。

4 情報処理理論と社会認知理論

認知心理学者のホロヴィッツは、トラウマ体験の認知的（情報処理的）側面に着目したトラウマ理論を唱えた。

ホロヴィッツによると、トラウマ体験が引き起こす混乱は、その人のなかでそれまで信じられていたことが通用しない、理不尽な事態に突然遭遇したことで、認知的な混乱（不調和）が生じることによるという。

これまで備わっていた世界観や認識の枠組みでは、いま突然襲いかかってきた事態を、ただ理不尽で破壊的なものとしか受け止められず、納得を得ることができない。

起きたことに対して、事実と気もちが整理され、納得のいく理解（情報処理）が得られるようになるまで混乱状態は続き、制御されない記憶の暴走や感情の暴発となってしまう。

理不尽としか思えない、理解を超えた出来事に対して、それがなんだったのか、より大きな視野で位置づけられ、新たな人生観、世界観として統合されるようになってはじめて、混乱状態は終息に向かう。そのプロセスが完了するまで、統合されない記憶が、勝手な侵入や暴走を繰り返すことになる。

つまり、トラウマ的な出来事からの回復には、それが理不尽で破壊的なものであればあるほど、より大きな視野による再統合が必要になる。それが難しいと、視野を狭《きょう》窄《さく》させ、自分の世界観に反する出来事を心から締め出すほかないのである。

トラウマの認知処理モデル

ホロヴィッツの理論は、その後、認知処理モデルとして練り上げられ、トラウマによってなにが起きるかについての理解が進んだ。

トラウマが長引くか、速やかに回復するかは、トラウマそのものよりも、その出来事をどのように受け止めるか、つまり認知の仕方によって変わってくる。安全を脅かす出来事がすぎ去ったにもかかわらず、PTSDに苦しむ人では、その体験によって、他者や世界、そして自分自身に対する見方（認知）が一変してしまっている。他者や世界が、未来永劫ずっと危険で信用ならないものだと感じ、自分自身も無力で、価値がない、恥ずべき存在だと思ってしまっているのだ。

トラウマ体験が起きると、それまで抱いていた考え方が修正を余儀なくされる。そのとき、大きく三つの反応があるとされる。

一つめは、「同化」と呼ばれるもので、以前からある考えや価値観に、トラウマ体験のほうを合わせようと、こじつけ的な解釈や弁解がなされる場合である。親から厳しく叱られた子どもは、自分が悪いから、親が怒ったのだと受け止める。大切にしていた存在に裏切られた人は、自分が相手を十分に大切にしていなかったのだと考えることで、納得しようとする。このように、自分が悪かったのだと思うことで、相手を大切に思ってきた気もちを否定する必要はないので、自分の生き方や価値観、信念は守られる。

二つめは、「調整」と呼ばれるもので、現実を受け入れ、相手に対する評価も修正するが、自分の問題も振り返り、新たなバランスをとろうとする対処である。同じ例で言えば、親も疲れていて、イライラしやすくなっていたから、あんなひどい怒り方をしたんだろう。だが、そんなときに、イラつかせるような態度をとった自分も悪かったと思う。裏切られたことに対して、その人のことを信頼しすぎていたと思うとともに、相手に対する配慮やさしさも足りなかったと反省する。現実も受け止めつつ、自分の考えや行動も修正する。

三つめが、「過剰調整」だ。親があんなふうに厳しく怒るのは、自分のことを嫌っているからで、自分はだれからも愛されないのだと思う。裏切った相手だけでなく、ほかの人に対しても、一切信用できないと感じ、懐疑的で、悲観的になる。

愛着トラウマや複雑性ＰＴＳＤでは、「同化」または「過剰調整」が起きやすい。同化の場合には、相手に合わせすぎることで、また同じような不当なことが繰り返されても問題に気づかないという危険がある。「過剰調整」の場合には、他者全般や自分自身に対する不信感が強まり、なにもかも否定してしまうというデメリットが生じる。

二つめの「調整」がバランスのいい対処であり、カウンセリングなどでは、そのあたりを目指すことになる。同じような体験をしても、他者や世界や自分自身に対する見方を極端に変えることなく、しかし、学んだ教訓は次に生かすというスタンスが、PTSDの予防にも回復にもつながりやすいと言える。

こうした理論に基づいて開発されたのが「認知処理療法（CPT）」である。CPTでは、その人が事実だと思い込んでいることや間違った前提を、質問を繰り返しながら誤解に気づかせ、修正していく認知療法の手法がとられる。

社会的認知モデル

アメリカの心理学者ジャノフ・バルマンは、トラウマ体験がもたらす破壊的作用は、人々が心にもっている「世界は善良で、意味があり、自分には価値がある」という三つの仮定を、粉みじんに破壊してしまうことにあると考えた。多くのサバイバーたちが語っているように、安全感や人格の尊厳を踏みにじられる体験をした人では、世界が安全でも善良でもないどころか、もはやなにか意味があるようにも思えない。

同時に、自分自身にも価値があるとは思えなくなってしまう。

したがって、トラウマからの回復には、安全感やいい人もいるという感覚を回復するとともに、失われた意味や価値をとり戻すことも必要となってくる。

トラウマからの回復は、もともと、その人が周囲とどのようなつながりや信頼関係をもっていたか、トラウマを受けたあと、どのように支えられたかにより大きく左右される。トラウマには、生命が危険にさらされることによる生理学的反応の面もあるが、心理社会的な要因による部分が大きい。実際の回復においても、人とのつながりがとても重要になってくる。

そうした知見も踏まえると、単なる認知ではなく、社会的認知、つまり、**人との関係における受け止め方が、PTSDの発症や回復においてカギを握る**と言うことができる。そうした考え方は、社会認知理論と呼ばれる。

実際、PTSDにおいては、トラウマに対する生理的な反応である恐怖だけでなく、「恥」「罪悪感」「怒り」「悲しみ」といった社会的な感情が、重要となる。

通常のPTSDでも、トラウマによって歪められた認知により、他者や世界を否定的に見てしまい、自分自身を無力で劣った存在とみなしてしまうが、愛着トラウマや複雑性PTSDの場合、守られるはずの存在から攻撃を受けつづけることによって、他者や世界、自分自身に対する見方は、もっと深刻なダメージを受ける。

今日では、トラウマを扱う多くのアプローチに、認知的処理や社会的認知の視点がとり入れられている。

5 ブレウィンの二重表象理論とその影響

ブレウィンらの研究によると、トラウマ記憶には、言語的にアクセス可能な「言語的記憶（VAM）」と、イメージや感覚をともなう状況によることでしかアクセスできない「状況依存的記憶（SAM）」があり、前者は、自分が意図的に想起し、コントロールすることができる記憶だが、後者は、意図とは関係なく、ある感覚やイメージといった状況刺激によって想起され、突然、意識に侵入してくる。フラッシュバックと呼ばれる現象は、まさに後者の記憶によって引き起こされることになる。

トラウマ記憶が、安全なものに変わるためには、イメージや感覚によることでしかアクセスできずコントロールできない記憶を、言語的に語ることができ、コントロールできる記憶に置き換えていき、安全に扱えるという感覚をとり戻していくことだと言える。

このブレウィンの二重表象理論から導き出されるトラウマ処理の方法は、言語化されていない記憶を言語化することがトラウマの解消につながるというジャネ以来のトラウマ記憶の処理と基本的な枠組みは同じだとも言えるが、イメージや感覚によってアクセスすることを重視する身体感覚的アプローチの有用性を示唆するものだとも言える。

ブレウィンの理論は、二つの面で大きな影響を与えているようだ。一つは、非言語的な記憶への着目を加速することとなり、たとえば、その後発展することになる身体的アプローチでは、イメージや感覚といった非言語的表象と、言語的な表象を同時に保持することを重視するようになったことである。そして、もう一つの方向性は、言語的な記憶と状況依存的な記憶を統合する方法として、**自伝的記憶を再構成するナラティブ（語り）の役割に期待が高まっている**ことである。

6 神経生理学的な知見

さらに、トラウマについての理解を大きく前進させているのが、生理学的研究や脳機能の画像研究における近年の急速な進歩である。

ストレス・レベルの問題でも、交感神経の緊張状態が慢性的に見られ、心拍数や血圧、血糖値の上昇、浅く速い呼吸、筋肉の緊張などを生じる。それらの身体的負荷が長引くと、心身症などの異変をきたすことになる。それが、トラウマ・レベルの問題となると、交感神経の緊張が過剰になり、過覚醒や過緊張というかたちで現れるが、ときには、そうした反応を遮断してなにも感じなくなるという安全装置が働いてしまうこともある。この**いわばブレーカーが落ちた状態がフリージングや解離**である。

トラウマからの回復がより難しいのは、ストレス耐性の限界を超えて、不可逆的ともいえる変化が、無意識的、身体的レベルでも起きているためである。意識的なコントロールを超えた恐怖反応や回避、ときには、逆に相手の機嫌をとったりするという反応が勝手に起きてしまう。ピーター・ラヴィーンがいみじくも表現したように、トラウマは「身体に閉じ込められたもの」として、われわれを無意識のうちに支配してしまうのである。

この場合の「身体」とは、より正確に言えば、われわれの意識とは無関係に体を制御している脳の領域ということになる。いくら頭ではわかったつもりでも、また同じようなことを繰り返し、自分を苦しめてしまうということも多い。トラウマに支配されて、あるいはトラウマの恐怖や不安から逃れるために、頭ではよくないとわかっていることにのめり込んでしまう。そこで必要になってくるのは、脳や自律神経系についての理解である。

脳レベルでなにが起きているか

ＰＴＳＤの状態のとき、脳ではなにが起きているのだろうか。脳のメカニズムという観点でも、いくつかの重要なことがわかっている。

トラウマ的な記憶にかかわっているのが、扁桃体と呼ばれる恐怖などネガティブな情動の中枢であるが、扁桃体に蓄えられた記憶は、非言語的な感覚の断片が整理されずそのまま保存されている。順序だてて語ることができるような記憶ではないのだ。

フラッシュバックなどに苦しんでいる状態のとき、扁桃体の活動が異常に亢進し、こうした記憶の断片が、突然意識に侵入するということが起きやすくなっている。

そのとき、扁桃体をコントロールする役割を担っている前頭前野、なかでも、腹内側前頭前野の活動が低下している。前頭前野は、脳の指令塔とでも言うべき領域であり、意思決定や意思に基づく行動、そのために必要な注意の配分や切り替えの中枢であるとともに、共感や思いやり、欲求や感情のコントロールといった心の機能の中枢でもある。そのうち、腹内側前頭前野は、共感や思いやりといった心の機能にかかわる領域である。この領域の働きが低下しているとき、フラッシュバックが起きて、過去の記憶に脅かされやすくなるとともに、共感や思いやりをもつ余裕がなくなる。

トラウマ的な体験を思い出させるような出来事に遭遇すると、扁桃体のスイッチが入り、一気に恐怖と警戒心が高まり、前頭前野のコントロールが弱まる。いわゆる脳が、扁桃体に乗っとられた状態に陥るのだ。冷静な判断は困難になり、注意力は低下、視野は狭窄し、感情のコントロールは損なわれ、衝動的になりやすくなる。

扁桃体と腹内側前頭前野とは、相互に抑制し合う関係にあり、扁桃体が過剰に興奮し、腹内側前頭前野が抑制されているときと、逆に扁桃体が過剰に抑え込まれて、腹内側前頭前野が活発に活動しているときがあるとされる（Chiba et al., 2021）。

フラッシュバックが起きているときは、前者の状態が極端に強まったときであり、後者の状態が極端に強まったときは、解離や感情のシャットダウンが起きているときではないかと推測されている。

しかも、どちらか一方の状態が見られるというよりも、一人の人のなかで、状態が入れ替わると考えられている。

こうした知見を踏まえると、愛着トラウマや複雑性PTSDの改善には、腹内側前頭前野の働きを高め、扁桃体のコントロールを改善し、扁桃体の過剰な興奮によって、脳が乗っとられないようにすること。とともに、扁桃体の活動が過度に抑え込まれ、不快な体験や記憶を意識から締め出したり、情緒的体験を回避してしまうのではなく、少しずつ想起したり、気もちを表現したりすることを通して、生きることの苦しさや悲しさとともに喜びや共感的な体験をとり戻していくことが、必要ということになる。

じつはトラウマ体験を想起し言語化することも、自分の認知的な偏りに気づくことも、そうした効果があると考えられるが、なかでも、**腹内側前頭前野の働きを高めるとともに、自律神経を整える働きが実証されているのが、マインドフルネス**である。マインドフルネスは呼吸瞑想法で、呼吸や身体感覚に注意を向けながら瞑想を行う。マインドフルネスの原型は、古くから活用されつづけている禅や瞑想である。

またヨガは、身体的なポーズ（ストレッチと体の支持）、呼吸、瞑想といった要素が合体した方法の集大成だと言えるだろう。東洋の気功や太極拳にも、共通する要素がある。

これらは、身体的なアプローチとも呼ばれ、身体を介して働きかけるのであるが、実際に効いているのは、身体を支配している無意識的な脳の領域ということになる。マインドフルネスやヨガ以外にも、タッピング療法としても知られるＴＦＴ（Thought Field Therapy：思考場療法）、周波数を調整した音楽を聴くＳＳＰ（Safe & Sound Protocol）、筋肉に負荷をかけ、震えを起こすことでトラウマの解放へいざなうＴＲＥ（Tension & Trauma Releasing Exercise）などがある。

ポリヴェーガル理論とトラウマ

アメリカの神経学者ステファン・ポージェスは、自律神経系の調節機能を研究するなかで、迷走神経には二つの枝があり、それぞれが異なる働きをしていることを発見した。

一つは、腹側迷走神経で、横隔膜より上部の心臓や気管支などに接続し、哺乳類だけに備わっている。愛着や社会性と関係が深く、安心感を守る役割をしている。

もう一つが、背側迷走神経で、横隔膜よりも下側の胃や腸、膀胱などを制御しているが、爬虫類などにも備わっていて、命を脅かされるような危険な状況で活性化し、体をフリーズさせたり、パニック反応を起こしたり、意識や記憶を飛ばすこともある。トラウマに対するフラッシュバックや解離、身体的な反応（下痢、嘔吐、腹痛、失禁など）にかかわっていると考えられている。

レイプされそうになった女性が、しばしば恐怖で抵抗できなくなってしまうのも、体をフリーズさせてしまう背側迷走神経が作動することによると考えられる。ある女性は、そうしたトラウマを抱えて苦しんでいたが、ことに自分が抵抗できなかったことで、自分をずっと責めていたのである。しかし、ポージェスからそのメカニズムを学んで、はじめて納得がいったという。それは、命を守るために備わった防衛メカニズムなのである。

従来は、自律神経には交感神経と副交感神経があり、副交感神経と迷走神経は同じもので、リラックスさせる働きがあると、単純に考えられていたのだが、背側迷走神経の存在が知られるようになったことで、フリーズしたり、シャットダウンして解離を起こしたりする反応のメカニズムが理解されるようになった。

7 ラヴィーン「解消されない不動反応」

ポリヴェーガル理論の影響を受けたピーター・ラヴィーンは、草食の野生動物が、肉食の捕食者にとらえられたとき、フリージング（不動化）を起こすが、そうすることで恐怖を遮断し、死の苦痛をやわらげるとともに、下手に抵抗して致命傷を負うよりも、死んだふりをして、捕食者の関心を薄れさせることで、生き延びる可能性が高まるのではないかと考える。

そして、万一、捕食者が隙を見せれば、すかさず逃げ去る。こうした絶体絶命の状況に遭遇しても、生き残ることができると、野生動物は、何事もなかったように草をはむ。ラヴィーンは、野生動物にはなぜＰＴＳＤが生じないのかという疑問をもち、彼らにはトラウマ化を防ぐしくみが備わっているはずだと推測した。

そして、ラヴィーンが注目したのが、そうした試練をかろうじて逃れたとき、野生動物が行うある動作であった。それは、身震いである。ひどく不快な思いをしたあとで、動物は、体をぶるぶると震わせる所作をする。これになにか秘密があるのではないかと考えたのだ。

ところが、同じ動物でも、拘束される前に恐怖を与えられたり、恐怖や拘束が繰り返された場合には、不動化の時間が大幅に長くなるのである。

こうしたことから、長引いた不動化状態こそ、PTSDの正体であり、不動化状態を解除するためには、ブルっと震えてから次の行動を起こすことが必要なのだが、PTSDの状態では、そのプロセスが中断してしまい、その結果、フリージング（不動化）して動けない状態がだらだらと続いてしまうのではないか。そうした着想のもと、ラヴィーンは、トラウマ体験に対して、本来生じるべき反応（怒りや闘争、逃走など）が、抑えられたことで、PTSDからの回復が妨げられているのだという仮説を提起した。

ラヴィーン自身が交通事故に遭った経験があり、そのとき、彼は路面に倒れたまま動けなくなった状態で、声をかけられても言葉を発することさえできなかった。まもなく一人の女性がそばに近づいてきて、自分は小児科の医師だと名乗った。「なにかお役に立てることはありませんか」と尋ねられて、ラヴィーンは、「ただそばにいてください」と、頼んだ。女性医師は、路上に横たわっているラヴィーンを安心させるように、そっと手を握ってくれた。

その手をラヴィーンは握り返しながら、抱きとめられたような安堵を覚えた。その瞬間、ラヴィーンの体が、恐怖でがくがくと震え、目からは涙が流れ出した。震えが落ち着いたころ、今度は自分をはねた十代の若者に対して怒りが込み上げてきたという。

その後、救急車のなかで、自分の身に起きた反応を客観的に振り返る余裕が戻ってきたとき、トラウマの専門家として、自分がＰＴＳＤになることはないと思えたという。恐怖の身震いや自分をケガさせたものに対する怒りは、不動化反応を終わらせるために必要な反応で、それが起きたことで、そのリスクは大きく低下したと感じたのだ。

行動のブレーキを解除する　ソマティック・エクスペリエンシングに学ぶ

そうした知見に基づいてラヴィーンが開発した方法が、日本でも広まりつつあるソマティック・エクスペリエンシング（ＳＥ）である。ＳＥでは、ＰＴＳＤを、トラウマ体験に対して本来は生じるべき反応（怒りや闘争、逃走など）が、不動化によって抑えられたことで、回復プロセスが妨げられて起こるのだという仮説に基づき、そのプロセスを完遂することで、トラウマが解消されると考える。

そこで、必要になってくるのは、トラウマの原因となった不当な仕打ちに対して、本来生じるはずであった反応を徐々に引き出し、抑え込まれている生存エネルギーを解放する作業である。その場合の手がかりとなり、また回復を媒介するのが身体的な感覚や反応である。

ソマティック・エクスペリエンシングでは、言葉でそれらしく語られるトラウマ体験ではなく、体の反応やふるまいといった、体が表現するもののほうに着目する。言葉によって「覆い隠された物語」が別にあると考えるのだ。

たとえば、9・11のサバイバーの女性は、治療室に入ってくるなり、理路整然と自分の恐ろしい体験を語りはじめた。その反応に違和感を抱きながら、ラヴィーンは、その女性が腕を前に伸ばすような仕草をすることに注意を留めた。そして、女性に、その動作が伝えようとしている「メッセージ」に注意を向けるように促した。女性は、その動作を何度か繰り返してから、表情をやわらげると、突如、ハドソン川のイメージが心に浮かんだことを話した。それは、自分のマンションから見える日常的な景色だった。だが、その映像はすぐに、まだくすぶりつづけているビルの残骸から漂う異臭によって邪魔され、そのにおいが鼻から消えないと語った。

だが、ラヴィーンは、その話を続けさせる代わりに、腕の動作の感覚のほうに集中するようにいざなった。つらい再体験に入り込んでしまうことを避けるためである。すると、女性の脳裏には、一隻の船がハドソン川を進んでいる映像が浮かんだのだった。そして、「建物を破壊できても、ハドソン川を干上がらせることはできない」と穏やかな口調で語ると、彼女は、当日の朝、意欲に満ちて仕事に向かったことを思い出し、それとともに、安心感と希望を少しとり戻したのだった。このハドソン川のイメージが、回復を支える足場となったのである。

ラヴィーンは、トラウマ的な出来事に呑み込まれ、圧倒され打ちのめされた気もちのままに再体験するのではなく、もっと安全な場所から眺めることで、起きたことを自分の人生に再統合しやすくなると考えたのである。

その後、女性は、体の奥から激しい興奮が湧き上がるのを感じたが、それは、ビルの八十階から、おびただしい数の人で埋め尽くされた非常階段をのろのろと下りながら、しかも、七十階のドアが施錠《せじょう》されていて、通行できないという状況に直面したときに感じたであろう、早く逃げたいという欲求と、このまま閉じ込められるかもしれないという恐怖、しかし、人を押しのけて前に進むことはできないというジレンマにおいて、女性が抑え込んだ生存のための衝動だった。

それを察知したラヴィーンは、体の奥底から湧き上がる異様な興奮を、彼女が普段ジョギングしていた公園にたずさえていくことをイメージするように導いた。最初、女性は抵抗し、不安と緊張を訴えたが、やがて、両脚の感覚に注意が向くと、「走りたいみたいです」と答えた。彼女は、公園を走ることをイメージすることで、みるみる不安が消えていった。安心感に包まれたと語りながら、彼女の頬には一筋の涙が伝っていた。

ラヴィーンの理論によると、彼女が心を閉ざし、なにも感じられず、将来への意欲もなくなっていたのは、トラウマの結果生じた不動状態によるとされる。不動状態から解放するために必要なのは、不動状態と結びついた恐怖を切り離すことである。この女性の場合であれば、閉じ込められて外に出られないという恐怖であり、逃げ出したいのに逃げられないというジレンマ状態に置かれたことで、恐怖に対して本来ならば生じるはずの逃走反応が阻害され、それが強いトラウマを生んでいた。

逃げるという行為が邪魔されず、許されることが、回復には必要だったのである。

ラヴィーンはトラウマの負の側面にはできるだけ深入りしない。トラウマ体験には、必要最小限、接触するものの、そこにどっぷりつかることは避け、つねに前向きなイメージを探し求め、希望へとつなげていく。そうした姿勢も、回復を助けたと言えるだろう。

8 トラウマを防ぐしくみ

これまで見てきた理論によれば、トラウマ的な出来事は、あまりにも理不尽に、日常の想定を超えて襲いかかり、信じて疑わなかった安全と信頼の基盤を破壊し、認知的な混乱を引き起こし、処理の限界を超えてしまう。人や世界に対する信頼や未来に対する肯定的な見方は崩れ去り、そのことがさらにトラウマからの回復を困難にする。

扁桃体に刻み込まれた、言語化されていないトラウマ記憶の断片は、フラッシュバックやフリージングを引き起こし、よけいに安全感を脅かし、生活を困難にする。PTSDでは、その状況が解消されないままに続いている。

これらの理論を要約すれば、トラウマがPTSD化してしまうおもなメカニズムとして、①早期の想起による再体験が回避されたこと、②認知的な歪み、③言語的な処理だけでは扱えない非言語的な記憶の処理、などが重要なカギを握るということになろう。それぞれのメカニズムに基づいて、①安全に再体験を促進するアプローチ、②認知の歪みを修正するアプローチ、③身体感覚を重視するアプローチ、などが実際に使われている。

想起と再体験によるトラウマ処理を促進し、認知的バイアスを修正し、長引いている不動化を解除することで、回復できるということになる。

それに異論はない。ただ、トラウマ的な体験をした人の全員がPTSDになるわけではなく、一時的にPTSDの症状を呈しても、かなりの割合の人は、比較的短期間に回復を遂げる。トラウマが生じるメカニズムからアプローチすることも一つだが、トラウマを防いだり回復させたりするしくみは、ラヴィーンの見つけ出した身震い以外に備わっていないのだろうか。もし存在するのなら、われわれがもっとも知りたいのは、われわれに本来備わっているトラウマを防いだり回復させたりするしくみについてである。そういうしくみは、はたして存在するのだろうか。

じつは、存在するのである。その最たるしくみの一つが、愛着だということが、近年の研究で裏づけられている。**安定した愛着をもつ子ども（成人も）では、同じよう**

にトラウマ的な出来事に遭遇しても、ＰＴＳＤになりにくい。つまり、トラウマによるダメージからの回復力が高いのである。

逆に言えば、愛着が不安定な状態とは、養育者が安全基地としてうまく機能していない状態であり、さまざまな危険から守られにくいということでもある。外敵に不用意に近づいていったり、いちばん信用してはいけない存在を信用してしまったりすることで、トラウマ的な出来事に遭遇したり被害を受けたりしやすい。つまり、トラウマの危険が増し、トラウマを受けたときに、その回復を助けてくれる機能も弱い。

このことは、複雑性ＰＴＳＤと愛着障害（不安定な愛着）の関係を、改めて教えてくれる。つまり、**不安定な愛着を抱えた人は、トラウマ的な出来事に遭遇しやすいだけでなく、遭遇したときに、トラウマ化を防ぐ機能が弱く、ＰＴＳＤにもなりやすいのだ。**

複雑性ＰＴＳＤに苦しむ人に、不安定な愛着を抱えた人が多いのは、不安定な愛着そのものが、虐待などのトラウマ的な出来事と直接結びついているだけでなく、不安定な愛着が、トラウマからの回復を妨げることによって、その後に受けるさまざまなトラウマの影響を倍加してしまうからだと言える。

愛着障害と脳

愛着障害や不安定な愛着を抱えているとき、脳ではなにが起きているのだろうか。まだ未解明な部分が多いが、動物の研究などから推測されることは、安定型の愛着スタイルの場合には、オキシトシン受容体が側坐核など快感の中枢に多く分布するため、愛着行動が喜びとなり、安定した愛着が育まれやすい。一方で、回避型や未解決型では、扁桃体などにも多く分布することで、愛着行動によって恐怖や嫌悪が生じてしまうという可能性があるということだ。

あるいは、回避型では、オキシトシン受容体がわずかしか存在せず、親密な行動があまり喜びをもたらさない。不安型では、逆にオキシトシン受容体が過剰に存在することで、親密な関係への依存が起きてしまうということも考えられる。

もう一つ明らかとなっていることは、左右の脳の活動性の違いである。たとえば**不安型の人では、右脳の活動が左脳に比べて優位**な傾向が見られる。右脳は、非言語的な認識や創造の中枢であり、主観的で、情緒的で、直観的な傾向をもつ。一方、左脳は言語的、論理的な思考の中枢であり、物事を客観的に把握することに優れている。

右脳の活動が優位であるということは、冷静な思考よりも情緒的な感性が豊かな反面、客観的に事態を見ることができず、感情が暴走してしまいやすいということになる。

複雑性PTSDの場合には、愛着障害がベースにあることが多いが、複雑性PTSDだけという場合もまれにある。たとえば、アウシュビッツのサバイバーであるエリ・ヴィーゼルのような場合だ。彼は、両親に愛されて安定した境遇で育った。強制収容所に連れてこられ、人間としての尊厳が踏みにじられるときまでは。収容所においてさえ、彼は父親の愛情に守られ、二人は支え合うことで、生き延びていた。

ヴィーゼルが生き延びるうえで、またトラウマから回復していくうえにおいて、父親や家族との絆は、重要な役割をはたした。一時期、複雑性PTSDを抱えることになったが、自傷行為にとりつかれたり、境界性パーソナリティ障害のような状態に陥ることはなかった。

それに対して、もともと不安定な愛着をベースに抱えていたマリリン・モンローやマーシャ・リネハンのようなケースでは、フラッシュバックや解離がまったく存在していない時期においても、自傷行為や希死念慮は身近なもので、境界性パーソナリティ障害的な情緒不安定な傾向が顕著であった。

愛着システムの活性化が不動化を終了させる

ラヴィーンは、身震いという現象に注目し、身震いが起きることによって、不動化という原始的な背側迷走神経の反応が終了し、トラウマを防ぐことにつながるというメカニズムを提唱した。

だが、人間の場合、それは必ずしも、身震いという反応ではないように思う。われわれがしばしば経験するのは、最初の段階としては、怒りがあふれてくることだ。そして、最終的な段階としては、涙があふれるという反応だ。

これまで抑えられ、押し殺されていた感情が、封印を解かれたようにあふれ出してくる。怒りというかたちで現れることもあるが、もっとも回復に密接に関係しているのは、温かい涙があふれる瞬間だ。それは、魂の身震いであり、わだかまった負のエネルギーを洗い流してしまう力をもつように思う。

ラヴィーンが事故に遭遇したときの状況をたどると、その身震いが起きたのは、小児科医の女性がそばにきて、彼の手を握り、彼を安心させてくれた直後のことである。それはちょうど、心にトラウマを抱えた存在に、治療者やカウンセラーが寄り添い、安心感が与えられたとき、これまで抑え込まれていた感情が、身震いのようにあふれ出すことで、回復がはじまる状況と重なるように思う。

つまり体への接触とアイコンタクトによって、愛着システムが活性化され、ラヴィーンのなかに安堵感が高まったことで、不動化（フリージング）が解けたのである。

トラウマを防ぎ、また回復を助けるもう一つ重要な機能が、メンタライゼーション（自身や他者の心の状態を想像して想定する能力）である。

メンタライゼーションは、他者の気もちを理解する能力であるとともに、自分の視点を離れて状況を客観視する能力でもある。この能力は、共感や思いやりのベースにある能力でもあり、その能力を担うのが、腹内側前頭前野である。

覚えておられるだろうか。扁桃体をコントロールする役割を担っており、互いに抑え合う関係にある、あの領域である。扁桃体の活動が亢進しているとき、腹内側前頭前野の活動は抑えられているが、逆に、この領域の活動が高まると、扁桃体の活動は抑制される。メンタライゼーションをトレーニングするとり組みやマインドフルネスは、やはり重要なアプローチとなるだろう。

トラウマは反撃できない状況で生まれやすい

トラウマが長引きやすい人は、反撃や抵抗が許されない状況に置かれた人だ。言い換えれば、安全基地を奪われた状況で、一方的にダメージを受けた人である。

自分を守るという正当な行動がとれずに、無防備な状態で攻撃にさらされるとき、トラウマとなりやすい。子どもが親から虐待を受けることも、学生や会社員が、立場が上の存在からハラスメントを受けることも、反撃ができないという状況に置かれることによって、トラウマとなりやすいと言える。

安全基地とは、ただ安全というだけではなく、その人の主体的な意思が守られてはじめて、本当の安全基地だと言える。つまり、言い返したり、反抗したりすることが許されるということだ。ノーと言えるということである。

仲がよく、ぶつかったことがないという関係には、注意が必要だ。どちらかが相手に合わせている可能性があるからだ。むしろ、嫌なことにはノーと言い、ぶつかることもあるけれど、お互いの気もちを話して、仲直りできる関係が本来の安全基地なのだ。安全基地は、外にあれば避難場所にもなり、その意味で、その状況から逃げ出し、外に助けを求めることも、トラウマを防ぐうえで重要である。

反対に、**がまん強く、感情を抑え、ノーと言えない人は、トラウマをこうむりやすい。**やられたらすぐにやり返すような人は、その点、一回の攻撃ではトラウマをこうむりにくいが、また反撃を食らって、ぎくしゃくしつづけることで、長期的にはトラウマをこうむってしまいかねない。

いちばんトラウマに対する耐性が高いのは、理不尽なことには、はっきりノーと言えるが、対立したまま終わるのではなく、粘り強くコミュニケーションをとって、折り合うこともできる柔軟な人ということになる。

第 2 部

愛着トラウマを克服する

第6章

回復のための理論と方法

愛着トラウマはなぜ面倒なのか

単回性のトラウマによって起きたＰＴＳＤについては、その治療法はおおむね確立している。その有効性において、もっともエビデンスが高いとされるのは、認知処理療法、認知療法、持続エクスポージャー、ＥＭＤＲであり、それに次いでナラティブ・エクスポージャーなどが挙げられる。

トラウマの改善に有効なアプローチに共通する基本要素としては、①トラウマに関連した認知に働きかけるアプローチ、②トラウマ体験への暴露（再体験）による脱感作（過敏状態の解除）、③トラウマ体験の再解釈、再統合的アプローチ、④トラウマ由来の回避に働きかけるアプローチ、⑤眼球運動など身体に働きかけて処理を促進するアプローチ、におおむね集約することができるだろう。

では、複雑性ＰＴＳＤや愛着トラウマ（未解決型愛着スタイル）ではどうか。じつは、状況はかなり混沌としてくる。まだ、有効性や安全性が裏づけられ、確立された治療法は存在しない。診断基準ができたのが最近で、効果を実証した研究がほとんどないという事情もあるが、通常のＰＴＳＤよりも改善が難しく、一筋縄ではいかないという事情がある。

改善を難しくしている要因の一つは、トラウマ状況が過去の終わった出来事ではなく、いまも続いており、現在進行形だということが挙げられる。親から受けた虐待について、トラウマを処理する治療を受けたとしても、家庭に帰れば、また同じような扱いを受けるという状況では、水をかけて火を消そうとしている一方で、火に油をかける人がいるようなものだ。

成人の場合でも、そうしたことは始終起きる。カウンセリングを受けて少し気もちが楽になったと思っていても、突然、親からかかってくる電話や送られてくるメールのひと言で、すべてがガラガラと崩れてしまう。元凶となっている部分をなんとかしないと、治療の効果など消し飛んでしまうのだ。

もう一つ回復を困難にする要因は、トラウマとなる出来事が無数に積み重なっているということだ。トラウマはトラウマを呼び寄せるということも知られているが、複雑性のケースでは、まさにそうしたことが起きていることが多い。親から虐待やネグレクトを受けた子どもは、イジメやハラスメントを受けやすい。

四つ以上のトラウマが重なると、トラウマは長引きやすいとされるが、四つどころではないことがほとんどだ。何百何千という数の否定的な出来事が絡み合って、トラウマのネットワークのようなものをつくり上げている。

そのうちの一つや二つのトラウマを処理したところで、びくともしない。その瞬間には、なにか変わったように感じたとしても、すぐ元の状態に戻ってしまいやすい。ちょうど、何百人もの人が苦しんでいるなかで、一人か二人の気を楽にさせたとしても、またまわりの何百人に感化されてしまうか、自分だけが楽になることに罪悪感を覚えるかして、元に戻ってしまうようなものだ。

さらにもう一つは、愛着トラウマは言うまでもないが、複雑性PTSDでも難しいケースほど、ベースに不安定な愛着の問題を抱えているということだ。先の章でも見たように、トラウマを予防し、トラウマから回復するうえで、もっとも重要なカギを握るのが愛着のしくみである。そこが不安定ということは、回復力が弱いうえに、助けがあまりないということになる。

最終的に問われるのは「本当に回復したいのか？」

さらに厄介なことに、こうしたケースでは、現在も養育者から支配を受けていることとが多く、養育者から植えつけられた思考や信念によって苦しんでいるにもかかわらず、それを手放すことに強く抵抗することも多いということだ。

回復することは、しばしば養育者を見捨てて自立を達成するプロセスを必要とする。だが、**愛されなかった人ほど、愛してくれなかった養育者にこだわる。**その結果、本人自身が回復に抵抗するのである。

マーシャ・リネハンも述べている。回復を最終的に左右するのは、本人が回復を望むかどうかであると。自らが泥沼でのたうちまわった経験があるマーシャ自身、悪くなるばかりの事態から這い上がりはじめたのは、自分自身が心から回復したいと決意し、そのために行動するようになってからだった。

親に対する怒りや恨みにとらわれ、愛されていない自分を否定しつづけるのではなく、親など放っておいて、自分が人生で大切にしたいことを大切にできる人生を歩もうと、そこに向かって進みはじめたときに、逆転がはじまったのだ。

一つ注意が必要な点は、幼いころのトラウマを扱おうとするほど、危険なことが起きやすいということだ。これはかつて精神分析（幼児期のトラウマに原因を求めた）によって、どれだけ多くの失敗事例が生じたかということだけでも、嫌というほど示されている。トラウマ治療において、そのことを忘れて、幼いころのトラウマを扱おうとすると、その失敗が再現されることになる。

いわゆるトラウマを扱うセラピーは、少なくとも自我が確立したのちの出来事に限るべきであろう。いったん自己に同化した部分を掘り返しはじめると、自我そのものがバランスを崩して、一体性を保てなくなる。統合失調症（とそっくりの状態と言うべきか）が発症してしまうようなことも起きてしまう。

それゆえ、そのころのことは個々のエピソードに入り込みすぎず、ざっくりと扱ったほうが安全なのである。愛着の問題まで複雑性ＰＴＳＤとして扱うよりも、愛着スタイルやその人の特性として扱うほうが安全なのは、そうした理由からである。

そして、トラウマを解消するには、トラウマ自体や過去に起きた出来事自体を扱わなければならないという思い込みから自由になる必要がある。逆なのである。**トラウマを克服しようと思うなら、現在や未来にかかわることに多くの時間とエネルギーを振り向けたほうがいい。**過去を扱うのは、現在に突出した過去を、そのつど、最低限の処理を施すくらいでよい。

われわれは、現在を生きているだけでなく、未来に向かって生きている。過去にとらわれすぎること自体が、トラウマだとも言え、過去にとらわれすぎるのも過去を忘れすぎるのも、トラウマからの支配を示している。

未来に向かって現在を生きつつ、過去もときどき思い出し、自分の向かうべき方向を確かめる。過去への振り返りは、過去のためにあるのではなく、過去から未来へと続く自分の方向を確かめるためのものだとも言える。

回復に有効なアプローチ

このように、回復にはいくつもの困難が立ちはだかることになるが、それでも回復を成し遂げる人もたくさんいる。

そのために重要になるのは、どういう方針や方法であろうか。

愛着トラウマや複雑性PTSDのケースでは、多くが、不安定な愛着とトラウマの二つの課題が重なっており、その両方の改善が求められることになる。愛着の安定化のためのアプローチとトラウマの影響をやわらげるアプローチである。両者には共通する部分もあるし、独自のとり組みが必要な部分もある。

複雑性PTSDの治療法については、未確立の部分が大きいが、愛着トラウマを抱えた不安定な愛着を克服するうえで、有効な方法についての臨床的な実証は相当進んできているし、かなり確立されたアプローチもある。

重いケースほど、トラウマに直接関連した症状よりも、不安定な愛着に関連した対人関係や感情のコントロールの問題、自己否定といった問題に、より大きな困難が生じている。それらが強く現れる状態が境界性パーソナリティ障害である。

その場合には、むしろ過去のトラウマを扱うことよりも、不安定な愛着の改善が急務となるが、そのために必要かつ有効なアプローチは、境界性パーソナリティ障害の改善に役立つ方法である。愛着トラウマと結びついた認知の問題にとり組み、必要なスキルを高めるトレーニングを行うことだ。また、トラウマで必発する回避を克服し、主体性をとり戻すとり組みも重要になる。

いずれにしろ、**一つのアプローチだけというよりも、いくつかのアプローチを組み合わせた総合的なとり組みが必要**になる。

1 認知に働きかけるアプローチ

愛着トラウマは、未解決型愛着スタイルとも呼ばれ、それに見捨てられ不安が強い不安型愛着スタイルがオーバーラップしたときに発症しやすいのが、「境界性パーソナリティ障害」である。慢性的な自己否定と希死念慮に苦しみ、自傷行為や自殺企図を繰り返すとともに、対人関係や情緒の極端な不安定さを特徴とする状態である。

先に紹介したマーシャ・リネハンは、自らがそうした状態を経験するなかで、「この地獄を抜け出して、いつか自分が、同じ苦しみを抱えた人を救い出したい」という思いのもと、それを克服する方法を編み出していった。

マーシャ・リネハンはどのように克服したか？

二年余りの入院から、多くの記憶を失った状態で退院したマーシャは、家にも居場所がなく、オハマのＹＷＣＡの寮で生活をはじめたものの、再び自傷行為をしてしまい、警察にもマークされるようになる。オマハにも居づらくなり、兄が暮していたシカゴに移ることを決意する。

シカゴでは、親に頼らずに生活したいと思い、昼間は働きながら夜学に通って、心理学を学びはじめる。

しかし、どうしても自傷行為を止められないときがあり、混乱して精神科病院に電話をしたのだが、それが裏目に出て、翌朝にはいきなり警察官がやってきて、保護されてしまう。精神科病院に連れていかれ、最悪なことに、強制入院させられてしまったのだ。

兄がやってきて、なんとか退院させようとしたが、退院させてもらえるどころか、州立病院に送られかねない状況となる。兄の尽力《じんりょく》で、最終的には退院できたものの、マーシャにとっては相当衝撃的な出来事となった。それでも、その入院期間中、同じ病棟にいた患者たちと打ち明け話をしたりしてすごした経験は、その後、彼女がつくり上げることになる治療方法にも役立つことになる。

二年ほど夜学に通ったが、その間、彼女は、両親の援助も受けずに、わずかなアルバイトの収入だけで生活するため、一日の出費を五〇セントに切りつめていたという。クオーター（二十五セント硬貨）を一か月ぶん棚に並べ、そのお金はないものとして生活するようにした。おかげで、少ない収入でも生活が行きづまることはなかった。

そんな苦学生活を続けていたとき、思いがけない幸運がマーシャに訪れる。伯父が、マーシャの将来のために信託資金を提供してくれたのだ。弁護士が管理するかたちの資金で、これでマーシャは、学費や学校に通うあいだの生活費を受けとることができた。伯父は、父親にそのお金を預けてしまうと、マーシャの望む目的のために使えなくなるかもしれないと考え、わざわざ信託資金にしてくれたのだ。

この伯父の配慮によって、マーシャは、昼間の大学に通うことができた。マーシャは自分が目指す目的のために、精神科医になろうと決意していた。

アメリカの制度では、医師になるためには、医学部に進むための課程がある大学を好成績で修了しなければならない。医学部は、アメリカでは、大学院の位置づけになるのだ。夜間の大学に通っていたら、可能だったとしても、大変な時間を要する至難の業だった。昼間の大学に変われたことで、マーシャは夢の実現に向けて、大きく前進することができた。

だが、周囲の学生は、マーシャよりずっと年下の子ばかりで、勉強に対するスタンスも、マーシャのように必死なものではなかった。マーシャは、指導してくれた教授や相談に乗ってくれた牧師以外、身近な友人をもつことを避けていた。自分の苦しみが、普通の学生にわかってもらえるとは思えず、また自分の秘密を知られることも怖かったのである。マーシャは、大学に心から打ち解けられる友人もおらず、一人孤独に勉強を続けた。

実際、マーシャの不安は杞憂《きゆう》ではなかった。努力の甲斐あって、医学部への進学が目の前に見えてきたとき、成績的には合格しているはずであったが、不合格とされてしまったのだ。唯一考えられる理由は、二年間の経歴のブランクを説明するために、精神科病院への入院を申告せざるを得なかったことだ。世間の偏見は生易しいものではなかったのだ。

それによって、マーシャは医学部進学への道を閉ざされる。同情した教授の計らいで、母校の社会心理学の大学院に入ることができたが、それは当初目指していた方向とは大きく異なるものだった。

だが、結果的に、それは彼女に新たな開眼をもたらすことになる。自殺という行動を、その人の問題としてだけでとらえるのではなく、家族や社会の問題としても理解することにもつながった。もし順調に医学部に進んでいれば、当時の精神医学は薬物療法が中心で、一方、臨床心理学では精神分析が主流であったので、どちらも、マーシャがのちに確立する方法にはつながらなかったかもしれない。

臨床から少し外れた社会心理学に進んだため、マーシャは、臨床の主流であった人たちとは違うことを学び、行動療法という新たな領域において、独自の方法を切り開くことになった。

最悪に思えたことが、じつは幸運につながるという逆転は、マーシャが確立した弁証法的行動療法の根本的な理念となっている。どんな悪いことにも、意味があるという認証戦略の発想は、のちに禅と出合うことによって、明確なかたちに理論化されるが、マーシャ自身がその人生から学んでいたことでもあったのだ。

見方を変えたら、逆転が起きた

社会心理学の大学院を修了し、心理学博士となったものの、マーシャは、ほとんど臨床経験をもつことができていなかった。そんなマーシャを臨床現場で雇ってくれるところもなかなか見つからなかった。

マーシャは、ある自殺防止の機関が、所長の秘書を探していることを知ると、秘書の仕事もするので、現場の仕事もさせてもらえないかと、直談判に及ぶ。無茶苦茶な話ではあったが、マーシャの熱意に、所長はついに彼女を雇うことに同意する。

そこで、携わることになったのが、自殺防止のためのアウトリーチの業務で、自殺しそうな人がいると通報があると、その場に出向いて説得するのだ。部屋に入っていくと、思いつめた男が、銃をもって座っているということもざらだった。その大変な仕事をマーシャは喜んで引き受けた。

マーシャは、彼女自身が開眼することになった、ある自殺願望にとらわれた男性のケースについて語っている。その日、駆けつけると、アパートのバスルームで、一人の男性がずぶぬれになって横たわっていた。どうやら、男性はいっしょに暮らしている妻から虐待を受けているようだった。

妻は感情的になると、男性への暴力が止まらなくなり、男性はその暴力に無抵抗に耐えるしかなかったのだ。男性は、自分の結婚生活にすっかり絶望し、その災難を終わらせるために死にたいと言いつづけた。マーシャは、思いつく限りの理由を挙げて、男性に死ぬことを思いとどまらせようとした。しかし、何一つ、彼の心には響かなかった。最後にマーシャは、こう言ったという。

「確かに、あなたの結婚が災難だったとしても、あなたの人生が災難である必要はないんじゃない」と。その瞬間、男性はマーシャの顔を見て、訝《いぶか》しそうに尋ねたという。「必要はないって？　そうは考えたことがなかったな」と。

結婚が失敗だったからと言って、人生が失敗である必要はない。ただそれだけ見方を変えたことで、彼は自分がとらわれていた思考のワナから抜け出せたのだ。

彼女自身の困難な日々と、死にとりつかれた人を救おうとする体験のなかで、マーシャが編み出していった考え方が、どんな悪いことにも意味があり、見方を変えれば逆転を起こせるという発想だった。

彼女自身がどん底まで落ちたとき、はじめて自分がなんのために生きているのかという、その意味に気づくことができたのだが、だれの身にも同じことが起きるのだ。その気づきが、現実的な方法になるのには、さらに時間がかかったものの、あのどん底に落ちた経験がなければ、出てこなかった思いだった。恵まれた家庭の子が、精神科病院の闇に沈んでいる人々を救い出したいと思うことはなかったに違いない。

この発想は、その後マーシャが禅と出合い、自ら道場に通って座禅にとり組んだり、その教えに学ぶなかで、より明確なものとなっていき、認証（ヴァリデーション）戦略と呼ばれるアプローチに結実していく。

認証戦略は、どんなひどい行為も、ネガティブで自分を貶《おとし》めるような考え方や感情も、すべて意味があるものとして受け止め、そこに肯定的な意味を見つけていくアプローチである。

このアプローチは、否定されつづけ、深く傷つき、いまもその支配から逃れられないでいる愛着トラウマを抱えた人たちや、自傷行為や自殺企図を繰り返してしまう重度の境界性パーソナリティ障害を抱えた人を支え、変えていくのに有効性が実証された方法の基本戦略となっている。実際、このアプローチは非常に効果的である。筆者自身、もっとも頻用するアプローチの一つとなっている。

複雑性ＰＴＳＤのケースにおいては、境界性パーソナリティ障害の合併が認められることも少なくないが、そうでないケースや複雑性ＰＴＳＤの診断に至らないようなケースでも、その多くは不安定な愛着の問題を抱えている。

そうしたケースには、有効なアプローチとなるだろう。

認知に働きかけるアプローチには、認証（ヴァリデーション）のほかにもいくつかの重要な要素があり、なにが起きているか、どう対処すればいいかを学ぶ心理教育、メンタライゼーションを高めるトレーニング、愛着トラウマと結びついた認知の課題を修正するアプローチなどを、段階的に進めていくことになる。

2 行動に働きかけるアプローチ
現実に対処するスキルを高める

マーシャが、自殺企図と自傷行為を繰り返す、非常に不安定な患者を集めて、その治療を開始したとき、彼らの行動を適切なものに変えようとする従来の行動療法も、彼らの気もちをただ受け止めようとするカウンセリングも、まったく役に立たなかった。前者では、患者は自分の苦しみがわかってもらえていないと感じて強く反発し、後者では、話を聞いてくれるだけでなにもしてくれない、という見放された気もちにさせてしまったのだ。

しかも、マーシャをとまどわせたのは、彼らの悩みや困りごとが、来るたびにすっかり変わってしまうだけでなく、些細なことも彼らにとっては、生き死ににかかわるほど深刻な苦痛になってしまうということだった。

マーシャは、一つ一つの悩みが問題というよりも、本当の問題は、苦痛や困難に耐える力が低下していることではないかと考えるようになる。また、対人関係を維持したり感情をコントロールしたりする力も弱まっている。マーシャが「苦悩耐性能力」

とか「対人関係保持能力」、「感情調整能力」と呼ぶ力を高めることこそが、必要だと考えるようになり、そのためのトレーニング法や対処法を次々と考案していった。

これが、弁証法的行動療法におけるもう一つの重要な柱である問題解決戦略である。その方法は、問題をカウンセラーや支援者が代わりに、あるいはいっしょに解決するということではなく、日々の問題に自分で対処するためのスキル（能力）を高めるということである。

マーシャ自身もそうであったように、愛着トラウマや不安定な愛着を抱えている人は、生きるのがへたくそである。わざわざ人と対立するような事態を自ら呼び込み、そうすると損だとわかっていても、決して譲歩せず、意地になってぶつかりつづけ、ネガティブな感情や考え方にとらわれて自らを損なうようなことを執拗に繰り返してしまう。

自己否定がそうした行動を引き寄せてしまうということもあるが、それだけではなく、生きるうえでのスキルの欠如や、身についてしまった損な行動パターンや考え方による部分も大きい。愛着トラウマを抱えた人は、ネガティブな受け止め方をするなど認知の面で、状況を実際よりも悪く受け止めがちということもあるが、回避が起きているとも多く、行動することに臆病になるなかで、対人スキルや問題解決スキルが不足しているということも多い。

そこで、その人の傷つけられた体験ゆえに出てしまう考え方や行動を、やむを得ないものとして受け入れ、肯定するとともに、もっと上手な生き方を身につけようと誘うのである。

なぜなら、どん底にいたマーシャ自身も、心のなかでは、愛されることを望み、自分が受け入れられ、生かされたいと願っていたからだ。死にたいと絶望して、自分を傷つけたり自殺企図しながらも、本当はもっとよく生きて、愛されたかった。そのことをマーシャ自身もわかっていた。だが、マーシャは、損な考え方やふるまい方をして、余分な軋轢《あつれき》を生み、学校でも職場でも、苦労することが多かった。それで傷ついて落ち込むことも、しばしばだった。

認知が前向きなものに変化しはじめたとしても、現実の問題やストレスにうまく対処できないと、自己否定のスパイラルから脱出することはできない。自分にも対処できたという自信をとり戻す必要があるのだが、それをまったく助けなしでやろうとすると、失敗してしまい、自信回復にはつながらない。それゆえ、同じ苦しみを味わっている人たちに、上手に生きる術を教えようとしたのである。

この点、マーシャ自身が認めているように、彼女は行動療法家であった。一般に心理療法では、答えを教えない。やりとりしながら、本人が自ら答えを見つけ出すのを助けるのを基本とする。

それに対して行動療法では、より適応的な行動を身につけさせるのが目的であるので、とるべき行動を教えることも普通に行われる。ただ、すべてを指示していたのでは、いつまでも自分で判断して問題に対処することができない。問題解決戦略では、どういう対処スキルや考え方を用いればいいのか、ヒントを与えて、自分で対処する実践力を育んでいく。

スキルを教えるとはどういうことかを、マーシャは、自分自身の経験から説明している。マーシャは、トンネル恐怖症になったことがあった。空間恐怖をともなうパニック障害では、比較的頻度の高いものだ。マーシャは、自分がなにを怖がっているのかを分析した結果、地震でトンネルが崩落して、そこに閉じ込められることを恐れていることに気づいた。

そこで、その恐怖のイメージに対抗するため、自分がワンダーウーマンになって、車から飛び出し、ほかの人たちを救う場面を思い浮かべるようにしてみた。それにより、ストレスのレベルを表すSUDS（主観的障害単位）は、8から3まで大きく改善した。だが、恐怖心がすっかりなくなるというわけにはいかなかった。ワンダーウーマンのように脱出する姿をいくら思い描こうと、現実の自分は、車のなかに閉じ込められ、逃げられないまま、火災が起きて焼け死んでしまうのではないかという危惧《きぐ》を拭い去れなかったのだ。

いつも患者に、対処のスキルを教えているマーシャも、自分のこととなると、勝手が違ったようだ。マーシャはその状況を説明して、どのスキルを使えばいいか、患者たちに聞いてみた。異口同音に返ってきた患者たちの答えは「アクセプタンス（受容）」であった。つまり、**仕方ないと腹をくくって現実を受け入れるというスキル**だ。実際、マーシャがその対処スキルを実践してみると、SUDSは、ゼロまで下がったのだ。

ありのままの現実を受け入れる

DBT（弁証法的行動療法）でとくに重視されるスキルは、マインドフルネス、苦悩耐性スキル、対人関係保持スキル、感情調整スキルであるが、感情調整スキルには、生活や睡眠のリズム、バランスのいい食事、適度な運動をとるといったことも含まれる。先ほどのアクセプタンス（受容）は、苦悩耐性スキルの一つである。

以上の四つの主要なスキルは、その根底には共通する課題が、別のかたちでとり扱われているとも言える。その根底で**重要になるのは、ありのままに受容するということ、自分のこだわっているものにしがみつくのではなく、それを手放し、いま起きていることに心をゆだねるということ**である。

対人関係でも感情のコントロールでも、うまくいかないときというのは、自分の思いが強すぎて、自分の思いを言い張ったり押しつけようとしてしまい、それが受け入れられないことで自分が否定されたと思い、強い葛藤や怒りが生じ、戦ってしまうか落ち込んでしまう。

無用の戦いや葛藤に苦しまないためには、自分の思いが、一つのとらわれだと気づいて、ありのままの現実に目を向けようとすることである。

ただしそれは、状況や相手任せになるということではない。相手の思いや現実の状況を受け止めたうえで、自分の思いとのあいだでやりとりしながらバランスをとっていく。そしてほどよいバランスを見つけていくことが大事なのである。冷静なときは、だれでも論理的に考えられる。一方、感情的になると、それが難しくなる。その両方のあいだでバランスをとるためには、より広く高い視点が必要になる。マーシャはそれを、**「ワイズマインド（賢明な心）wise mind」**と呼んだ。

すべてのスキルは、ワイズマインドを手に入れることにつながると言える。どちらか一方に正解があるのではなく、より高い視点で対立を解消することこそ、本当の解決なのである。

こうした根本的な課題を、実際の状況を通してトレーニングしていくことになる。

愛着トラウマや複雑性ＰＴＳＤの場合、必須の症状として、感情制御や対人関係の困難が挙げられているように、これらのスキル（能力）の弱さが、日々の生活を困難にしていることも多く、そうしたスキルをトレーニングしていくことは、大変有用なのである。

それに加えて、トラウマで必発するフラッシュバックや回避に対処するスキルも必要になる。

スキル・トレーニングやコーチングは一般にも広がりを見せているが、愛着トラウマを抱えている場合、常識的なレベルでそうしたとり組みを行おうとしても、うまくいかない。

少なからぬケースで、「あなたは、なにをしたい」「どうなりたい」と尋ねても、「ただ死にたいだけ」「早く人生を終わらせたい」「自分を消し去りたい」と答えるのに、どんなスキルをトレーニングし、なにをコーチングすることができるだろう。現実的な問題に目が向いて、それを解決したいと望んではじめて、そのための問題解決は意味をもつ。

だが、諦めてはいけない。そこで必要になるのが、認証戦略だ。**そんなにも死にたいということを、ありのままに受け止めつつ、その意味を掘り下げ、理解していくプロセスがまず必要**なのだ。そうしていくと、じつは解決できない問題にぶつかっているという状況が明らかになったりする。その問題を解決するのは無理だと諦め、希望を失っているのだ。本当は、それをなんとかしたいのである。

問題解決を困難にする二つの要因

どうにもならないように思える問題を解決不能と思ってしまう場合、多くの人が陥るのが、視野狭窄と完璧主義である。

あなたが、向こう岸に行きたいと思って、橋のところまで来てみると、通行止めになっている。そうした状況なら、多くの人は、多少回り道をしても、ほかのルートを探そうとするだろう。ところが、人生の問題になると、人は視野狭窄に陥りやすい。その橋を通ることにこだわってしまうのだ。

また、あなたが、ある資格試験を受けたいと思う。準備に時間が足りないので、今年受けたらぎりぎり受かるかもしれないが、五分五分で落ちてしまうかもしれない。だが、完璧主義な人は、落ちるのは嫌だし、できれば高得点で合格したいと思う。その結果、今年の受験は見送り、来年受けることにする。

一年後、万全な準備をして受けたものの、出題傾向が変わり、試験の難易度も上がったため、あと少しのところで不合格になってしまう。それで、もう無理だと、資格をとること自体を諦めてしまう。大体一年おきに、簡単な年と難しい年を繰り返しているので、来年なら確実に受かるという見通しも、考えを変える材料にはならない。完璧主義が、一度失敗したことは、もうやりたくないと思わせてしまうのだ。

視野狭窄と完璧主義に陥らず、代わりの方法や段階的な方法を受け入れて、柔軟に問題に対処するスキルを学ぶことが、問題を解決すること自体よりも大事なのである。そうした柔軟な対処スキルさえ身につけば、どんなときにも、自分の進むべき方向に進んでいけるからだ。

マーシャが、どうやって自分の仕事先を見つけ出したかを、思い出してほしい。あれこそが、現実の問題を解決するということのお手本なのである。常識にとらわれた考え方しかできなかったり完璧な理想にこだわったりすれば、そんな方法があることにも気づかないだろう。

解決法が、見つけられないという場合には、視野狭窄や完璧主義に起因する思い込みが邪魔をしているのかもしれないし、スキルの不足やトラウマ体験による回避が邪魔をしているのかもしれない。

問題解決戦略では、そうした原因を特定して、その一つ一つにスキル・トレーニングを施したり、トラウマの処理を行ったり、行動を促したり、認知的な修正を施したりしながら、丁寧に対処していくのである。

こうしたとり組みには、大変な労力と熱意と知恵が必要である。ある意味、育て直しであり、簡単に済ませられる魔法の方法などない。そうした手厚いサポートによってはじめて身につけられるものなのである。

日々の問題がまさに教材となり、それに対処する力を磨いていくことが、不安定な愛着や愛着トラウマの克服にもつながっていく。

3 メンタライゼーションに働きかけるアプローチ

境界性パーソナリティ障害の治療法として、もう一つ高い有効性が裏づけられているのがメンタライゼーション・ベースト・トリートメント（ＭＢＴ）である。

イギリスの精神科医ピーター・フォナギーらの研究によると、調査に参加した同じように過酷な境遇で育った人でも、内省機能（リフレクティブ・ファンクション）の高い人では、その人自身が安定型愛着スタイルをもつだけでなく、全員が、安定型愛着スタイルをもつ子ども（生後十四か月の時点）を育てていた。それに対して、内省機能が弱い人では、自分自身も不安定な愛着スタイルを抱えるとともに、安定型の子どもを育てている割合が、十七人のうち、わずか一人にとどまった。

内省機能は、行為の表面だけを見るのではなく、その背後にある気もちや意図を理解する能力であるメンタライゼーションと関係していることから、フォナギーは、安定した愛着を形成するうえで、メンタライゼーションの役割を重視するようになった。

実際、メンタライゼーションの低い親に育てられた子どもでは、不安定な愛着だけでなく、境界性パーソナリティ障害のリスクも高まる。

フォナギーは、メンタライゼーションにフォーカスした治療法を編み出したのだが、日本では、いま一つよく理解されていない。それがどういうものか、フォナギーとともにMBTの第一人者であるジョン・アレンが紹介している実践例で見てみよう。

離婚を切り出され、自殺企図した女性の場合　MBTによる治療例

三十代前半の女性が、夫に対して激しい怒りをぶつけるようになり、音《ね》を上げた夫から、離婚を申し立てるつもりだと知らされた直後に、自殺しようとした。入院した

女性は、アレンの治療を受けることになった。

女性の両親は八歳のときに離婚、最初は母親に引きとられたが、母親は酒浸りの状態で、彼女の世話もまともにできなかった。すでに再婚していた父親が、彼女の親権を申し立て、父親のもとに引きとられたのだが、状況はさらに悪化することになる。

義母が彼女を邪魔者扱いし、やがて虐待するようになったのだ。父親は、その状況にそっぽを向き、留守がちになった。女性は、義母を「押しつけ」られていると感じていた。じつの母親に自分を引きとってほしいと何度も頼んだが、そのつど拒否されてしまった。

そうした状況にあっても、家庭の外では、女性は友人や教師らと良好な関係を築き、彼らに支えられていた。奨学金をもらって大学に進み、一人暮らしをはじめたことで、ようやく家から離れることができた。大学を出るとすぐに結婚。相手の男性は、あまり口はうまくないが誠実で、彼女のことを守ってくれるように思えた。

だが次第に、夫の情緒的な反応の乏しさに、女性は放っておかれたように感じ、いら立ちや怒りを覚えるようになる。そのことを責めれば責めるほど、夫は守りに入り、彼女に対して心を閉ざすようになった。その状況に女性は、怒り狂い、小さい子どものように泣きわめいたり、暴言や暴力をふるうようになったのだ。夫は耐えかねて、ついに離婚を決意するに至ったのである。

この女性に対して、ＭＢＴではどのような治療を行ったのか。

まず、アレンの見立てと方針は、女性の抱えた愛着トラウマを扱うよりも、女性が感情をコントロールできるように支援することが必要だというものだった。つまり、過去よりも現在の対処を優先すべきだとしたのである。

女性も同意して、怒りのコントロールのほうに注意を向けるにつれて、過去のトラウマ的な体験にはそれほどこだわらなくなった。ところが、である。今度は、アレンにもっと慰めを求め、それが得られないと激しい怒りをぶつけてくるようになった。つまり、夫とのあいだに起きたことと同じようなことが、短期間で主治医のアレンとのあいだにも起きたのだ。先生も夫と同じだというわけである。

だが、そこで逆転が起きる。まさに同じことが起きているということに女性が気づき、さらに、彼女が必死に求めている愛着を、求めれば求めるほど壊してしまっているということを自覚するようになったのだ。過去の愛着トラウマが、現在の愛着関係にもち込まれ、それを蝕《むしば》んでしまっていると気づいたのだ。この気づきこそが、メンタライゼーションと呼ばれているものなのである。

言い換えれば、メンタライゼーションとは、濁った池のなかでもがいている状態から、自分のもがいている姿を、池のほとりに座って眺めている状態に、視点を高めることだと言えるだろう。また、自分が受けたことばかりではなく、自分が知らず知らず相手に対してしてしまっていることに目を向けること、つまり自分だけの視点から、客観視や他者の眼差しに切り換えることなのである。

ただ、このケースにおいて、実際の改善効果は、メンタライゼーションだけによるものではないようにも思える。MBTでは、個人カウンセリングとともに、家族カウンセリングも併用されるのだが、女性の母親もそのセッションに参加し、母親ははじめて母親らしいやさしさを見せてくれたのである。

これは、筆者が「愛着アプローチ」と呼んでいる手法にほかならない。メンタライゼーションに働きかけるアプローチよりも、ときには、はるかに強力な作用を及ぼす。この方法については、後述しよう。

このケースについて、今日的な視点で見れば、愛着トラウマを抱えた不安型の女性と、いくぶん回避型の傾向のある男性のあいだで起きた典型的な「カサンドラ症候群」だと言えるだろう。愛情飢餓を抱え、家庭にも居場所のない女性が、早く結婚して、夫に理想の親を求めてしまう。しかし、求めれば求めるほど、理想とのギャップを感じるようになり、依存している相手を攻撃してしまうという状況に陥る。あたかも夫に問題があるように思い、夫の愛情のなさを攻撃しつづける。

しかし、客観的にみれば、本当の問題は、夫ではなく、過去の愛着トラウマと、それとは無関係な存在である夫を混同してしまっているということにある。そのことに気づくことで、自分が、もっとも大切でもっとも献身的な存在を、勘違いによって連日、痛めつけていることにも気づく。そこから、世界や相手の見え方が変わってくるということなのだ。

実際この女性も、怒りを鎮め、気もちを言葉で表せるようになり、やがて夫との関係も和解に向かっていったのである。

ここまで述べてきた①認知へのアプローチ（認証戦略）、②行動へのアプローチ（スキル・トレーニング）、③メンタライゼーションへのアプローチは、必要かつ有効なアプローチであるにもかかわらず、臨床の現場にあまり生かされていないのが実情である。筆者が開発した両価型愛着スタイル改善プログラムなどの愛着改善プログラムでは、各愛着スタイルに応じて、段階的にそれらの課題にとり組めるように構成されている。

4 マインドフルネスなどの身体的アプローチ

複雑性ＰＴＳＤや不安定な愛着の改善に効果が認められ、今後さらに有望な治療法となりそうなのがマインドフルネスである。

マインドフルネスは、昔から行われてきた瞑想、なかでも禅の方法から、そのエッセンスである部分を抽出し、宗教的、文化的枠組みを超えた医学的概念、方法として確立されたものである。

その言葉を最初に用いた人の一人であるティク・ナット・ハンは、ベトナム人の禅僧であったが、「行動する仏教」を自ら実践し、社会奉仕青年学校を創設する。ベトナム戦争が勃発したとき、どちらの陣営にも与《くみ》しなかったため、フランスへの亡命を余儀なくされたナット・ハンは、本国で活動を続ける同僚や生徒たちに、瞑想の仕方について手紙のかたちで書き送ったが、それがのちに『マインドフルネスの奇跡』（邦訳題『〈気づき〉の奇跡』）として出版された。

同書では、くだけた語り口調で、わかりやすく瞑想の方法や効果について書かれているが、座禅だけでなく、歩きながら、音楽を聴きながら、お茶を入れながら、お皿を洗いながら、洗濯や掃除をしながら、ゆっくりお風呂に入りながらでも、マインドフルネスにとり組むことはできるということが、述べられている。

マインドフルネスは、今日、医療やメンタルヘルスの領域だけでなく、教育、福祉、スポーツ、ビジネスなど幅広い分野にとり入れられている。やり方を学べば、家庭でも実践しやすいという点で、継続性にも優れている。

マインドフルネスの基本は、呼吸瞑想法であり、呼吸や身体感覚に注意を向けることで、雑念や情動、とらわれた思考から自由になり、何事もありのままに受け入れられる柔軟な心の状態をとり戻し、そうした「賢明な心」の状態で、自分や世界を感じ、気づきを得る。

軽く目を閉じて行う方法もあるが、禅などでは、伏し目がちの半眼で行う。やりやすいほうでいいだろうが、目を閉じると、アルファ波が出るので、瞑想状態に入りやすい反面、眠気を催しやすい。短時間で行うときは、目を閉じる方法でもいいだろう。

先の章で述べたように、内省や共感の中枢である腹内側前頭前野と、恐怖などネガティブな情動の中枢である扁桃体は、互いを抑制し合う関係にあるが、マインドフルネスには、腹内側前頭前野の活動を活発化する働きがあるのだ。

PTSDの治療とは、前頭前野、ことに腹内側前頭前野の活動を高め、過剰に興奮しやすくなっている扁桃体の活動をコントロールして、両者のバランスをほどよいものにすることだと考えられているが、その意味でも、マインドフルネスは、愛着トラウマや複雑性PTSDの改善にも役立つと期待される。

実際かなり以前から、瞑想や座禅は、愛着トラウマを抱えた人が救いを求めた方法であった。たとえば、複雑な養育環境による愛着トラウマを抱え、不安定な愛着に苦しんだ夏目漱石が、一時、禅寺にこもって座禅に励んだことはよく知られている。

弁証法的行動療法の創始者マーシャ・リネハンは、当初カトリックの牧師を頼っていたが、彼女が新たな境地を開くきっかけとなったのは、禅師のもとで自ら禅の修行を行ったことだった。弁証法的行動療法の認証戦略には、良い悪いという一面的な評価を超越する禅の思想がとり入れられているが、マインドフルネスの実践も重要なアプローチの一つとなっている。

マインドフルネスは、複雑性ＰＴＳＤの症状のなかでも、否定的な自己概念や対人関係の障害など自己組織化の障害に効果が高いが、安全が脅かされている感覚を低減するなどトラウマ症状の改善効果も期待できる。また、子ども時代に虐待を受けた人のストレス、不安、反復性のうつ、薬物やアルコールへの依存、ＰＴＳＤ症状に軽減効果が報告されている。

「ウォーキング・マインドフルネス」「ストレッチング・マインドフルネス」

じっと座って瞑想することが苦手な人もいるが、そうした人におすすめするのが、ウォーキング・マインドフルネスやストレッチング・マインドフルネス、家事をやりながらのマインドフルネスだ。筆者自身、定型的なマインドフルネスよりも、ストレッチング・マインドフルネスにとり組むことが多い。

じっとした状態で、呼吸や体を感じるよりも、ゆったりとストレッチをしながら呼吸や体を感じるほうがとり組みやすいし、心地よい。ある意味、ヨガやピラティスに近いものとも言える。苦痛にストイックに耐えることが好きな人と、心地よさを求める人がいるだろうが、長続きすることが大事に思える。

マインドフルネスは、方法でもあり、スキルでもある。つまり、マインドフルネスにとり組むことは、スキルとしてのマインドフルネス（この瞬間の感覚や気もちを、ありのままに感じたり味わったりする能力）を高めることになるのだが、**マインドフルネスのスキルが高まることが、不安やストレスの軽減、感情のコントロール、対人関係の改善などに役立つ**のである。

　じつはマーシャもそうだったが、愛着トラウマを抱えている人はＡＤＨＤなどの発達障害に似た症状を呈することも多く、落ち着いてじっとしていたり、物事をじっくり味わったりすることが苦手である。マインドフルネスが弱いのである。じっくり味わうことよりも、早く片づけようとしてしまう。その部分を変えていくことは、人生の豊かさにもつながる。

　だが、それ以上に重要と思えるマインドフルネスの効果は、自分が自分とつながっている感覚や自分という一つのまとまった存在を感じ、自分が自分をコントロールしている感覚をとり戻せるという点であろう。日々の雑事や悩みごとに追われていると、ひたすらわさわさとし、自分というものに向き合うこともない。自分を置き去りにして、ただやらなければならないことややりたくもないことに振り回され、疲れている。そういう状態から少し距離を置き、短い時間でも自分をとり戻すことが、心のバランスをとり、行きすぎや偏りを是正することになるのだろう。

マインドフルネスは、呼吸瞑想法であり、呼吸や体の感覚に目を向け、動きや感覚をあるがままに感じるということを行うだけなのだが、集中力を高め、心身の状態を整え、さまざまな不調を改善することが裏づけられている。一日三分間とり組むだけでも効果があり、時間のない忙しい人でも実践しやすい。

基本の方法はいたくシンプルなのであるが、奥が深く、日々のとり組みのなかで年季を積んで習熟していくと、高い効果が得られるようになる。

たとえば、マインドフルネスをしていて、否定的な考えや自分をなじる言葉が浮かんだりすることもあるだろう。そんなときは、呼吸や体の感覚のほうに注意を向けるだけでいい。思考ではなく感覚が安らぎをもたらしてくれるということを、身をもって体験しよう。感じているものを評価せず、ありのままに受け止める。恐れの感情や恥の感情も、ありのままに受け止めつづけると、分解されていく。

マインドフルネスによるトラウマケア

マインドフルネスをベースにしたトラウマケアがいくつか開発されている。

トラウマケアとして行う場合には、その感覚から思いついたことやイメージされたこと、思い出したエピソードなどを話していく。すると意外なことが出てきたり、すっかり忘れていたことが思い出されたりする。頭での記憶は忘れていても、体での感覚が覚えていて、そこから記憶がよみがえるということがしばしば起きるのだ。

そうした記憶を解釈したり、新たな意味のもとに再構成したりといったことを行う場合もあるが、必ずしもそうした操作や加工を行わなくても、感覚と結びついたイメージや記憶が語られるだけで、つかえがとれたように、しこっていたトラウマが解消へと向かう。もともとわたしたちには、そのようなしくみが備わっていて、つかえて滞っていたところを、少しとり除くのを助けてあげるだけで、あとは、自然の回復能力が働いて浄化されていく。

愛着障害がベースにある複雑性ＰＴＳＤの場合には、十年以上にわたる、数限りない大小のトラウマが積み重なっているのがほとんどなので、とり除くというよりも、濁った液体を静かに置いておくと濁りのない上澄みができるように、靄《もや》が晴れて、心の視界がよくなると言ったほうがいいだろう。そうしたときに気づきも生まれやすい。

会社に行けない三十代後半の男性の場合

少し単純化した例で説明しよう。三十代後半の男性は、仕事に行こうとすると、途中で引き返してしまうことが続いて困っていた。会社で失敗をしないか、なにか指摘をされないかと、いつもびくびくしているという。そこで、マインドフルネスの状態で、仕事に向かっている場面を思い浮かべ、どんな感じがするかを話してもらうと、最初はなにも感じないと答えていたが、そのうち、胃のあたりに不快感があることに気づいた。

単なる緊張のせいだと思って、気にも留めなかったが、そういえば、その不快感は、会社に行こうとすると、そこにいつもわだかまっているようだ。さらに、その不快感に注意を向けてもらい、どんな考えやイメージが浮かぶかを尋ねると、男性は、吐物《とぶつ》で汚れた電車のイメージを語った。そして、学生時代に電車に乗るのが苦手で、とくに吐物で床やシートが汚れているのを見るのが嫌だったと話した。

さらに、その場面やそのとき感じたことを話すうちに、男性は、小学校のとき、教室で吐いてしまったことがあり、そのとき集まってきた周囲の人たちが、すごく嫌な顔をしたり、騒いだりしたことを思い出した。そのとき感じた気もちをさらに話してもらうと、吐いたことよりも、周囲の反応がとても嫌で、みじめな気もちだったと語った。男性は、そのときから、吐くことが怖くなっただけでなく、人前で失敗することを恐れるようになったことに気づいた。

そのとき自分に起きたことや周囲の反応について、どう思うかと尋ねると、「ただ具合が悪くて吐いただけだったと思う。周囲は具合が悪い人のことを思いやって、そっと処理をしてもよかったのに、まるで自分が大きな失敗をしたように騒ぎ立てたのは、不当なことだったと思う。クラスが荒れていたころで、担任の先生も学校を休んでいたから、野放しになっていたのかもしれない」などと状況を振り返った。

いま、周囲で騒ぎ立てた子らに、なにか言うとしたら、なんと言いたいですかと聞くと、「だれだって、具合が悪かったら、吐くことだってあるでしょう。どうしてもっと思いやりをもって、そっとしてくれなかったんですか。囃《はや》し立てたり、笑ったりすることではないでしょう。そのことで、一人の人間の人生を変えてしまったかもしれないんですよ」と、男性はいままでになく強い感情を見せて、そう言うことができたのである。不当な仕打ちに対して、正当な抗議をすることができたのだ。

男性の回避的な傾向や過度な気づかいといったものが、それだけですっかり改善したわけではないが、男性の性格そのもののように思われていた、過度な抑制や気づかい、自己卑下は幾分薄らぐきっかけの一つとなり、勤務を再開することにつながったのである。

この事例は、トラウマというものを処理していくうえで、身体感覚が導きの糸口になることを示している。言葉だけのアプローチでは、たどり着けない領域に達し、変えていくことができる力を有している、体の感覚という要素を抜きにしては、男性の体を縛っていた恐れの正体はつかみづらかったかもしれない。また、もし過去の失敗体験が、男性に失敗する恐れを植えつけたことを理屈ではわかっても、男性の行動を縛っている、不快さと恐れが混じったものを解消することは難しかったかもしれない。

5 再体験による処理と再統合

トラウマの克服において、長年基本的な方法とされ、いまも多くのケースで有用な方法は、トラウマとなった出来事を想起し、再体験するとともに言語化し、新たな意味づけのもとに整理することである。再体験しながら、そのときの状況やそれにともなう感情を言葉にするだけで、多くのトラウマは解消されていく。

ＥＭＤＲ（眼球運動による脱感作と再処理法）が有効なのも、記憶の想起が活性化され、次々と当時の記憶がよみがえり、言語化するプロセスを助けるからである。促進されすぎることが負担になる場合には、ペースを落とす必要がある。眼球運動の速度や角度、インターバルのとり方によって、記憶の活性化の強さや本人の安心感は変わる。ほかの手法を使う場合も、活性化がほどよいものになるように調整する必要がある。

そして、技法よりも重要なことがある。再体験がトラウマ処理としてうまく機能するためには、どれだけ深い共感とともに受容されるか、再体験しつつも安全感が守られているかにかかっているということだ。うまく進むと、前向きな意味づけを自分からするように変化していくが、それは、こちらから誘導するというよりも、本人のなかから自然に出てくるものであることが望ましい。

また、トラウマとなった出来事だけでなく、その前後の状況を語っていくなかで、救われた記憶やよかったことを思い出すようになることがあるが、それはとてもいい兆候であり、回復へとつながりやすい。体験のネガティブな側面だけでなく、ポジティブな側面にも注意が及び、前向きな視点での再構成が進みはじめているということであり、そうした部分も丁寧に扱うことが大事である。

ナラティブ・エクスポージャー・セラピー

愛着トラウマには、親から性的な危害を加えられるとか、親の自殺現場を目撃するといった、思い出すのに強い苦痛がともなうトラウマから、親の離婚や再婚、それにともなう転居、転校といった、影響が長く続きやすいトラウマ、繰り返される親の夫婦喧嘩や否定的で感情的な言動など、比較的軽微だが、じわじわと心が蝕《むしば》まれるようなトラウマまで、さまざまなレベルのものがあるが、それらが無数に積み重なっていることが多い。

強い恐怖をともない、想起することで不安定になってしまうという場合には、別の方法をとる必要があるが、愛着トラウマの多くは、比較的安全に扱える内容であることが多く、ある程度の信頼関係が生まれれば、自分から話そうとするのがほとんどである。涙を流したり怒りを込み上げたりといった感情的な反応が一時的に強まったとしても、むしろそうした反応は必要であり、回復に役立つと言える。

したがって、想起して語るというとり組みは重要だが、愛着トラウマの場合、無数のエピソードが一つの歴史をつくっている。エピソード一つ一つを丹念に扱うことは、ある時期までは必要だが、処理が進むにつれて、概観することができるようになる。自分のたどってきた苦難の日々を、歴史を振り返るように眺めることができるようになるのだ。

その意味でも、ナラティブ（語り）の役割は大きい。小さな一つ一つの出来事について、そのときの思いを語ることもできるが、さらに大きな視点で、自分になにが起きていたのか、自分を含めた家族になにが起きていたのかを、大きな視点で語ることもできるのだ。

細部にとらわれるところから、大きな視点で眺められるようになるという変化が、愛着トラウマの克服には不可欠に思える。

そうした意味で、ナラティブ・エクスポージャー・セラピーは、使いやすく安全性も高い方法として、もっと活用されてもいいだろう。この方法は、「人生史を語るトラウマ治療」とも言われ、再体験による暴露（エクスポージャー）と証言療法の原理に則《のっと》り、自分に起きたことを語るなかで、強い情動をともなう「熱い記憶」を、冷静に客観視できる「冷たい記憶」に変容させていく。

この方法は、戦争や虐殺、強制収容といった組織的暴力のサバイバーに対して、複雑性も含むＰＴＳＤから救い出すことが目的で、二〇〇二年ノイナーらによって開発された。比較的簡易に実施できるため、難民キャンプなどでも使われ、その効果が実証されている。

この方法の特徴は、トラウマ体験にだけフォーカスするのではなく、自分が生まれたときのことや家族的背景から語りはじめるということである。トラウマ的な場面になるにつれて、語りは速度を落として、スローモーションのようにゆっくりと進んでいく。そして、トラウマが起きた直後の状況までをたどっていく。

また、適正な意識レベルで、関心を現在と過去の両方に、ほどよいバランスで維持しながら、進めていくことも重視される。過去の場面に入り込みすぎても、関与が表面的すぎても、改善効果は低くなってしまうのだ。

トラウマ記憶が活性化されすぎた場合、過去のことが現在のように生々しく感じられる。そうした場合には、過去の出来事として位置づけ直すことが必要で、治療者は過去形を用いて、あくまで過去の出来事として扱うようにする。逆に、トラウマ記憶にあまり入り込めていない場合は、現在形を用いて、いま目の前で起きている出来事のように扱う。面接の最後には、記憶の蓋を元通りに閉じ、トラウマ体験について思い出すのはやめて、現実に戻っていくように導く。

もう一つの大きな特徴は、二回目以降の面接では、前回までに語られた出来事を書き留めたものをすべて読み上げて、聞いてもらうことだ。面接のたびに、再体験することになるが、それはすでに言語化され、客観的な事実として整理されたものであり、より安全に扱える。聞いて感じたことを話してもらい、また、事実などが抜けている場合には補ってもらう。

こうして、これまでの人生におけるトラウマ体験が整理されていき、物語が完成していく。

最後にすべての物語を聞かせて、それについて感想を話してもらう。最終的にその体験にどういう意味づけをするかは、本人にゆだねられる。

この方法は、愛着トラウマの克服にも適していると感じる。愛着トラウマでは、人生全体を扱う必要があるし、そうすることではじめて、トラウマの意味と全容が理解できるからだ。また、無数のトラウマが再構成され、再統合されるためには、一つの歴史として、人生の物語として語ることができる語りの力は偉大だからである。

愛着トラウマについて、この方法を用いる場合、時期を区切ってたどりやすくするとともに、あらかじめ自分で書いてきたものを、本人の前で読み上げるという方法をとることもある。

先に紹介したアウシュビッツのサバイバーであるエリ・ヴィーゼルは、解放されてから十年間、収容所で起きたことについて語ることを避けていた。彼が避けていたのは、それだけではなかった。感情を見せることも避けていたのである。

そんな彼が、『夜』を執筆した経緯について、次のようなエピソードを語っている。

「戦後十年間、わたしは語らなかった。十年間わたしは目撃者ではなかった。……そして、わたしは十年間待っていた。本当に……わたしは言葉を恐れていた。ああ、わたしは十年のあいだ、なにかをいずれすることになるとわかっていた。わたしはその話をしなければならなかった。ある日わたしは年老いたユダヤ人を訪ねた……彼は椅子に腰掛け、わたしも椅子に座ると、彼は涙を流しはじめた。老人がそんなふうに泣くのをわたしはほとんど見たことがなかった。わたしはどうすればいいかわからなかった。わたしたちはそこにそのままいた。彼は泣いていて、わたしはわたし自身の痛みを封じ込めた。最後に彼は、ただこう言った。『恐らくあなたはそれを話さないといけない。違うかい……』。その年、十年目の年に、わたしはわたしの物語を語りはじめた」（エリ・ヴィーゼル、インタビュー『ナラティブ・エクスポージャー・セラピー』）

ヴィーゼルにとって、あの出来事を語ること、あまりにも苦痛が大きく過酷だった体験を、父親に対する深い罪悪感と愛情の一つの物語として語ること、客観的な叙述と激しい慟哭《どうこく》の思いとがきわどいバランスをとる営みをやり遂げることは、トラウマ治療そのものだったのであろう。

6 主体性をとり戻し、回避を克服するアプローチ

マインドフルネスのところでも述べたが、自分とつながり主体性をとり戻すということが、愛着トラウマや複雑性ＰＴＳＤといった困難な課題を背負った人には、とくに重要に思える。なぜなら、**心に傷を負った人ほど、また守られていない人ほど、自**

分とつながっていないことが多いからだ。

ハーマンが提示した複雑性ＰＴＳＤの診断概念において、「全体主義的な支配」によって自己の主体性が損なわれていることを第一条件に挙げていたように、複雑性トラウマの人が抱えている最大の問題も、自分の主体性が侵害されつづけた結果、それをもつことができなくなっているという点にあるように思う。

複雑性ＰＴＳＤの人では回避が全般化していることが多く、自分の人生を生きられなくなっている。そのことを諦めていることも多い。愛着障害の人では、不安型のように、自分を都合よく利用している人にしがみついたり合わせたりするにせよ、回避型のように、愛されることも期待しない代わりに、自分が愛することもなく、情緒的なものを無視して生きるにせよ、本来の意味で自分とも相手ともつながれていない。

幼いころから、その状況が続いている場合には、自分をとり戻すというよりも、はじめて自分とつながっていかなければならないとも言える。

回復を遂げていく過程で、このプロセスはとても大切で、核になる部分とも言えるのであるが、ここにアプローチする理論や方法については、意外に手薄なのである。

過去を整理し、トラウマを解消することが完全にできたとしても、はたして、その人は自分の人生を歩んでいくことができるだろうか。ときどきあることだが、せっかく過去から逃れることができたはずなのに、また自分からそこに戻っていくということも起きる。過去にとらわれて生きることが当たり前になっていた人にとって、自分の主体的な判断で自分の人生を切り開いていくということは、そう容易ではない。

それは、自分自身で悩み、探り求めるなかでしか、身につかない力であり、答えのない領域と言えるかもしれない。ただその道を照らしてくれるのは、自分がなにかをしたいという気もちであり、それに応えるように外からやってくる出会いに心を開くことである。自分の内側から生じる求める気もちと、外からやってくるチャンスが一致するとき、新しい可能性が生まれる。

最初から、自分というものや本来の生き方が明確にあるわけではない。おぼろげだが、こういうことをしてみたい、こんなことに携わりたい、こういうことを大事にして生きていきたいといった思いが、少しずつ育っていくなかで、それは、より具体的なとり組みに変わり、自分の進むべき人生をかたちづくっていく。

そのためにも、自分がどうしたいのか、なにを望み、なにを望んでいないのか、自分の感じていることや思っていることを、自分自身に対しても、周囲の人に対しても、明らかにしていくことが大事なのである。

マインドフルネスといったとり組みも役に立つだろうが、それよりも前にやるべきは、自分が少しでもやりたいと思うこと、気になることを、実際にやってみることである。やるのが怖ければ、その計画や希望を、書き留めてみるだけでもいいだろう。

どうせ無理だとか、失敗するかもしれないといった恐れは置いておき、三日坊主で終わろうが、とりあえずやってみるということだ。うまくいくことに出合うまで、いろいろ試してみればいい。少しはうまくいかなくてもいい。うまくいくこともあるはずだし、それが、もっとうまくいくことにつながっていく。自分というものが見えてくるのは、そうした試行錯誤のなかでしかない。

エリク・エリクソンの場合

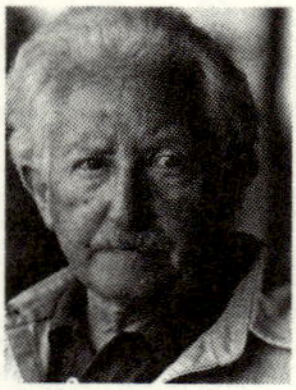
写真：Science Source／アフロ

「モラトリアム」や「アイデンティティ」の概念を打ち立てたことでも名高い心理学者のエリク・エリクソンは、まさに「アイデンティティ」を求めて、長い「モラトリアム」の時期をすごした人であった。彼の人生は、その生い立ちにおいて、自分の父親がだれかわからないというだけでなく、デンマークの出身でありながら国籍はドイツであり、母親はユダヤの名流出身で、ユダヤ系でもあるというアイデンティティの問題を背負い、学校でもつねに浮いた存在で、アウトサイダーだった。

家庭では、養父との関係だけでなく、母親ともぎくしゃくしがちで、エリクは、不安定な愛着にも苦しんでいた。ギムナジウムに進んだが、成績の低迷や進路の問題など青年期特有の課題も重なり、十代後半から二十代は、非常に不安定な日々の連続だった。

家を出て、遍歴の旅をしたこともあった。彼が唯一自信をもっていた絵の才能を生かして、画家になることも夢見たが、イタリアでルネサンスの巨匠の絵画に出合うと、その自信も砕け散った。長い遍歴の旅からなにか得られたかと思いきや、旅から戻ってきたエリクは、ますます陰気になり、ほとんど引きこもりの状態に陥ってしまう。

こうしたうつ状態は、アイデンティティの危機によるものとしても理解できるが、不安定な愛着や複雑性のトラウマにともなう抑うつや回避、感情調整の障害などが起きていたと理解することもできるだろう。

その状況を打開するきっかけは、エリクの状態を心配した友人からの手紙だった。友人は、ウィーン大学の学生となって裕福な家の家庭教師をしていたのだが、学業が忙しくなり、エリクを後釜に据えようとしたのである。エリクはその話に乗ることにする。

やがてわかったことは、エリクが子どもの気もちをつかむ天性の才能をもっているということだった。愛着の課題を抱えた人には、しばしばあることだ。自分の子どもをもつことには抵抗がある一方で、子どもや若者を惹きつけるなにかをもっているということも多い。

エリクは、児童分析のパイオニアであるアンナ・フロイトがウィーンに開いた学校でも子どもとかかわるようになり、その能力に注目したアンナから、直接児童分析の手ほどきを受け、頭角を現すようになる。そして、その職場で、のちに妻となる女性とも出会うのである。

しかし、その後の道のりも決して平たんではなかった。努力の末に、精神分析協会にも正式に入会を許されたが、時代状況に暗雲が漂いはじめていた。ナチスがオーストリアにも勢力を伸ばし、ユダヤ系のエリクは、身の危険を感じざるを得なかった。

最初、出身地であるデンマークに移住するが、国籍取得を拒まれ、今度はアメリカに向かったのである。英語が話せず、また縁者もいないなか、二人の幼い子どもを抱えてのアメリカへの移住は、かなりの冒険だった。だが、前に進むしかなかった。

生活のために、精神分析の仕事をはじめたが、新参者のエリクに回ってくるのは、名だたる医者もお手上げの困難なケースや、だれも手を出さないような非行少年のケースばかりだった。そうしたケースは、不安定な愛着や愛着トラウマが絡んだケースであったが、自分自身そうであったエリクにとっては、その気もちが手にとるように理解することができた。彼らは目覚ましい改善を見せたのだ。

エリクの手腕はボストンの医師たちから注目を集めるようになり、マサチューセッツ総合病院のスタッフとしての地位を得るまでに至った。エリクが、大学教育さえ終えていないことを考えると、異例の抜擢《ばってき》だと言える。

それでも、かつかつの生活は続くことになる。学歴の不足を補おうと、心理学の講義を受講したり、その後、大学院のコースにも進んだものの、単位を落とした挙句、大学院のコースは途中で辞めてしまった。のちに二十世紀の知の巨人の一人と言われる人物も、学校での勉強はあまり好きではなかったようだ。

エリクの人生において、何一つ予定通りに進んだことはなく、完璧にはほど遠い状況だったが、自分の心の声と現実のあいだで妥協しながら、周囲からの助けと偶然のチャンスを少しずつ生かして、一歩一歩進んでいったのである。

それは、マーシャ・リネハンの人生においても、ヘルマン・ヘッセの人生においても同じであった。

まだ山ほど傷や課題が残っていても、自分が目指すべきものに目覚め、それだけはだれにも邪魔されたくないと決意して、とりあえず進んでいくうちに、段々と人生が開け、トラウマのほうが退散していくことになったのだ。

ハーマンは、性的虐待のサバイバーの言葉を記している。

「わたしは決めた。そうだ、わたしを白眼視しているやつらをみなメタメタにやっつけてやりたいと同じことばかり考えていたが、もうたくさんだ。もうそう思う必要はないんだと――。それから考えた。〝じゃあどう感じればいいんだろう〟と。わたしは世界のなかにいても安全だと感じたかった。わたしには力があるんだと感じたかった。そこでわたしの人生の現在活動しているものに心の焦点を合わせて、現実生活の

場で力をもとうとした」（ハーマン『心的外傷と回復』第十章）

つらかった過去に向き合い、整理し、受け止められるようになったとき、人の顔色や思惑に支配されたり、なにも感じないようにして生きていくのではなく、本来の自分とつながり、苦闘する期間のなかで次第に見えてきた願望や役割や使命に向けて歩みだす。それは、どこか遠くにあるものというよりも、案外、ずっと以前から身近にあったものだったりするだろう。

7 解離を扱うアプローチ

トラウマと解離

トラウマにともないやすく、治療や回復をより難しくする要因ともなっているのが、解離という症状である。ＰＴＳＤを理解し、そこからの回復を図っていくために、解離についての理解は不可欠であるが、ＰＴＳＤの名だたる治療法も、深刻な解離をともなうケースに対して、歯が立たないことも多い。解離の問題が深刻なケースは、そもそもその適用対象から外れている場合もある。

解離とは、そもそもどんなものであるか。基本的な理解を深める必要がある。

解離という現象は、憑依《ひょうい》や記憶喪失、二重人格、催眠術などにおける意識や記憶、人格の変容として、古くから経験的に知られていたが、心理学的に体系化した最初の人は、先にも触れたピエール・ジャネである。ジャネは、『心理学的自動症』(一八八九)のなかで、心理学的統合不全の状態に対して**「解離」**という用語を用いた。

すでに述べたように、ジャネはその後、解離され、意識から消し去られた外傷的記憶というものを明らかにし、外傷的記憶がさまざまな不可解な症状の原因となっており、それは自覚されることがないこと、各時期の思い出などを語るなかで、抵抗や脱落がある部分に、夢や自動書記、催眠といった方法でアプローチして、外傷的記憶をよみがえらせ、処理することで症状を改善できることを見出した。

ここで注意すべきは、意識されずに自動的に行われている「下意識の心的活動」と解離の関係である。「下意識の心的活動」は、その多くは正常かつ必要な機能であるが、解離が起きているとき、本来ならば意識的な心的活動の領域にあるはずのことが、下意識の領域に押しやられている。言い方を変えれば、意識の領域から締め出されている。

どんな人にも、意識的にコントロールされていない、さまざまな感覚や断片的なイメージ、記憶、行動といったものが、心や体の周辺に浮遊し、勝手に現れたり消えたりしている。それ自体は正常な現象であるが、統合的な機能が衰弱すると、本来なら保たれていることが抜け落ちたり、目の前の活動とまったく関係のないことが入り込んできたりする。

こうした現象は、感覚にしろ、イメージにしろ、エピソードの記憶や行動パターンにしろ、断片的なレベルで起きるものであるが、より大きなまとまりや系統（システム）が丸ごと脱落したり、意識のあずかり知らないところで活動したりするということも起きてくる。ある時期の記憶がすっかり空白になっていたり、歩行や声を出すという一つのまとまった機能が失われたり、ときには、意識されている人格とは、まったく別人のような性格の人格が、知らないあいだに活動していたりすることも起きる。

これらの現象は、意識による管理から外れてしまっているという点で共通し、解離として理解される。

ただ、解離には、もう少し緩い、中間的な状態も存在する。完全に意識下に封じ込められているわけではなく、ときどきなにかの拍子に姿を現すが、また何事もなかったように、意識によって管理された状態に戻るという場合だ。記憶についても、すっかり思い出せないわけではないが、普段は思い出そうとしない出来事が、なにかの拍子にありありと再現される。いわゆるフラッシュバックという現象も、不完全な解離として理解することもできる。

人格の解離が起きる場合、本来の完全な解離が起きている解離性同一性障害（DID）のケースでは、普段の主人格とはまったく連続性をもたない、正反対な人格や性別の異なる人格、本人の心理状態とは結びつきにくい人格が、現れることも多い。

しかし、より緩い解離が起きている場合、本人が怒りを感じているときに、怒りっぽく暴力的な人格が現れたり、甘えたいときに、子どものような幼い人格が現れたりして、そこには、連続性が保たれている。後者のケースは、回復がより容易である。

カール・グスタフ・ユングの場合

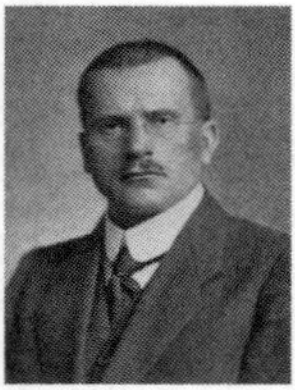
写真：akg-images/アフロ

のちに精神医学者として世界的な名声を博することになるカール・グスタフ・ユングは、牧師の父親と、子育てに関心が薄い、不安定な母親とのあいだに生まれた。
母親の不安定な状態は、夫（ユングの父親）との気もちの通わない結婚生活によるところも大きかったのか、母親は入院して何か月も家にいないこともあった。女性という言葉から、幼いユングが連想したことは、当てにならないということだったという。母親は、別の部屋で一人で寝ていたので、幼いユングは父親と同じ部屋で寝ることになった。寂しさと頼りなさが、ユングの愛着や基本的安心感の形成に影響しないはずはなかっただろう。

ユングは小学校低学年くらいのころから、不安定な現実感や自分という存在の危うさを感じるようになっていた。自分の分身である人形と色づけした石を、筆箱のなかやポケットに入れていつももち歩いていたが、それをあるとき、屋根裏のだれにも見つからない場所に隠した。「あらゆる困難な状況に出くわしたとき、すなわち、わたしがなにか悪いことをしたとか、わたしの感情が傷つけられたとき、あるいは父のイライラや母の病弱がわたしを憂うつにしたとき」などに、その人形や石のことを考えたり、ときには、その姿を見ることで安心感を得るのだった。

最初の試練は、十二歳のとき、ユングが村の小学校を卒業して、バーゼルのギムナジウムに通いはじめたときにやってきた。ユングは代数が苦手のうえに、図画も体操もからっきしダメだった。しかも、周囲の裕福な子どもたちに比べると、村の牧師の息子にすぎないユングは、身なりも貧しいものでがまんしなければならなかった。それまで、周囲から一目置かれる存在だったユングは、いまや嘲弄《ちょうろう》され、見下される状況に陥っていた。そして、そのころからユングは、意識を失って倒れるという発作を起こすようになる。

さらにユングは、自分のなかに十二歳の無力な自分と、もう一人、百年以上も前に活躍したある有力な人物が宿っていることを、はっきり感じるようになる。その第二の人格は、ときに自信のない第一の人格の制御を振り切って、暴走することもあった。ほかの生徒が七人がかりで待ち伏せし、ユング少年を痛めつけようとしたとき、第二の人格が逆襲を食らわせたのだ。以来、イジメを受けることはなくなった。

この人格の分裂は、当初は彼のなかに強いジレンマを生むことになったが、次第に一方が前面に出るときは、一方が背景に下がることで、バランスをとるようになった。

人格が緩く解離した状況は、ユングが大人になってからも続くことになる。

ユングは、母親の機能不全により、安定した愛着を形成できず、基本的安心感にも大きな欠陥を抱えることになったのだろう。そうしたなかで、バランスをとるために彼が身につけたのは、分身を用いるという方法であり、やがては自分自身のなかに、強力な分身を宿らせるという防衛メカニズムだった。

ユング家には、ユングと同じ名をもつ祖父が、かの文豪ゲーテの落胤《らくいん》だったという言い伝えがあり、ユングは、自分のことをゲーテの生まれ変わりのように感じていたとも言われている。それは事実無根の思い込みだったとしても、逆境をはねのけて、やがてチャンスをつかみ、世界的名声を手に入れることを可能にする超自然的な力の根拠を与えていたのかもしれない。

愛着障害や複雑性ＰＴＳＤにともないやすい解離の問題を考えるとき、ユングのケースは、重要な示唆を与えてくれる。

さまざまなレベルの解離

人格の解離とまではいかないものの、それと少し似た状態としてよく見られるのが、離人感や現実感の喪失であり**「離人症」**とも呼ばれる。トラウマと関連して生じることも多いが、単なるうつ状態や極度の疲労、睡眠不足、ときに統合失調症によっても生じる。

ぼんやりした状態や放心した状態のとき、解離が起きていることもあるが、それだけでは見分けるのは困難で、ほかの症状やその人が置かれている状況の文脈で考える必要がある。

解離の心理学的研究の権威の一人、ファン・デア・ハートは、本来の病的な解離は、「体験している自己」と「観察している自己」が分離した状態を特徴とし、その状態を「人格の構造的な解離」と呼んで、その有無が、病的な解離かそうでないかを区別するとしている。

ただ、そう単純にはいかないように思える。そのときの出来事を映画でも見ているように見ていたとか、コマ送りで見るように思い出す人も多い一方で、ただ混乱した体験があるだけで、観察している自己など見当たらないケースも少なくないからだ。そういうケースに限って、深刻な解離症状に苦しんでいたりする。

人格の部分《パーツ》を扱う

幼い子どもにおいては、この統合機能が弱く、さまざまな感覚やイメージや行動が断片的な状態でバラバラに存在している。幼児では、言語的、認知的な能力を担う左脳の発達が未熟であるため、右脳優位な状態にあるとされる。このことが、統合をより困難にしている。統合するためには、言語によって意味づけし、一つのストーリーとしてまとめ上げ、整理することが必要だからである。

愛着障害を抱えている人では、周囲の人との語りによって、混沌とした感覚やイメージ、出来事を、まとまった意味をもつものとして統合する作業が、うまくなされないことも多い。さらに、複雑性ＰＴＳＤが加わった場合には、扁桃体の過剰な興奮から、左脳の機能が妨げられ、右脳優位な傾向が続いてしまいやすい。

幼い子どもの人格はまだ統合されておらず、そのときの状況に合わせて、天使のようにあどけない姿を見せたり、怒りと不満に満ちて泣き叫ぶ小鬼のようになったりと、目まぐるしく変わる。やがて、母親の手伝いをしたり、弟や妹の面倒を見たり、勉強をがんばってほめられたりするいい子の面が育ってくるかと思うと、赤ちゃん返りをして、母親のオッパイに触りたがったり、それを拒まれると、いじけて悪態をついたり、わざと反抗したりする悪い子の面が顔をのぞかせたりもする。

まったく正反対にも見える面を見せるわけだが、それは通常、解離しているとはみなされず、状況に応じて現れるその子の人格の各側面として理解される。

だが、不安定な親から虐待を受けているような子どもの場合には、それが極端なかたちで現れることがある。親の機嫌や態度に合わせて、ニコニコ顔で跳ね回っているかと思えば、突然火がついたように泣き叫び、暴れまわったり、かと思うと、機嫌をとろうとすり寄ってきたり、逆に凍りついたように動かなくなったりと、そのときそのときで、別人のように様子が変わってしまう。それは、母親など世話をしてくれている人の態度や反応によって激変するのが特徴で、**「無秩序型愛着」**と呼ばれる不安定な愛着スタイルとして理解されている。

幼いころにこうした状態を示した子どもでも、多くは統合に向かって発達を遂げていくが、そのためには、不安定な親の攻撃から身を守りながら、どうにか安定をはかっていくということが課題になる。その課題をクリアすべく、一部の子どもで見られるようになるのが、不安定な親を子どものほうが支え、面倒を見ることで安定を図ろうとする戦略で、**「懐柔型」**と呼ばれる。また逆に、悪いことをしたり、病気になったりすることで、親をコントロールしようとする場合もあり、**「操作型」**と呼ばれる。

どちらのタイプも、不安定で、子どもへの関心や世話が足りない親を、どうにかしてまともにしようとする子どもの必死の策だとも言える。もちろん、子どもは意図せずしてそうしているわけで、とくに後者の場合、親のほうは、困った子どもの面倒を必死に見ているると思っているのだが、困った子どもになることでしか、親らしい世話をしてもらえないのである。これらの親をコントロールする愛着のタイプは、合わせて**「統制型」**と呼ばれる。

こうした場合も、親が、それなりに安定を保つ方向に変化した場合や、問題を起こす子どもに関心を払って、親らしいかかわりを増やした場合には、最悪の事態は防ぐことができ、親子の愛着も安定する方向に向かい、問題が落ち着いていく。

しかし、子どもが必死にバランスをとろうとして努力しているのに、それを踏みにじるようなことを親が際限なくしつづけ、さらにトラウマ的な出来事が加わって限界を超えてしまうと、統合へ向かうプロセスが行きづまることになる。あるいは、子どもの起こす問題行動を一方的に責め、虐待をエスカレートさせたりすると、子どものとった捨て身の策は裏目に出ることになり、子どもはもはや健全なかたちで人格を獲得するのが難しくなる。

親の顔色や機嫌を見て、それに合わせ、自己犠牲的に尽くそうとする人格の部分とともに、甘えることができなかった幼い子どもの部分、親の攻撃や暴力から身を守ろうと戦おうとする部分、不当なことに対して怒りを覚える正義感に満ちた人格の部分、父親を自分から奪った愛人のように、相手を魅了して、理想的な恋人を手に入れようとする部分、自分を見捨てた存在を憎み、破壊したいという思いにとらわれる部分、自分を嫌悪し、愛される資格などないと思い、死にたいと思う部分などが、統合されないまま、バラバラに併存するということも起きてくる。

ここで、人格の「部分」という言い方を用いたが、統合機能が低下している場合には、一つの人格の側面というよりも、まとまりを欠いたバラバラの部分という傾向が強まっていく。まるで別の人格に入れ替わるように、分裂（スプリット）が見られるようになる。

トラウマ治療の領域では、この人格の部分を「パーツ」と呼ぶことが多い。個人的には、この「パーツ」という言葉はあまり好きではない。「全体」に対する「部分」ということではあるが、複数形のパーツには部品というニュアンスもあり、無機質な響きがして、傷ついた存在をさらに貶めるような言い方に思えてしまう。

もともとこの用語を用いたフォン・デア・ハートは、「人格の部分《パーツ》」という語句として用いている。そのなかの「パーツ」のところだけが、独り歩きするようになっている。

人格の部分は、単なる部分というよりも、その働きから言えば、「役割」や「役柄」をもった存在である。「母親役」「世話をする役」「幼い子どもの役」「賢いいい子の役」「怒りん坊の役」「勇者の役」「まとめ役」など、実際、そうした役にキャスティングされ、それぞれの役を演じている。

成熟した人格は、いくつもの役を担い、それぞれの役割をはたし、それぞれの配役にふさわしい役柄を演じることができる。本来であれば、一つの人格を多面的な役柄をもつ存在として受け入れることができるのだが、そのプロセスが妨げられた場合、それを別々の配役によって演じることになる。そうした場合も、それぞれの配役は意味をもち、全体として、その人が生き延びてきた舞台を構成している大切な存在のはずである。

仏教的世界観では、「分身」という概念もある。仏教では、仏は困っている人々を救うために、姿を変えて現れるという。その人の窮地を救うために現れる解離した状態は、「分身」という言葉のほうがふさわしいかもしれない。

「あなたのなかの、世話をするパーツが……」とか「愛を求めるパーツが……」と説明するよりも、「世話をする役の存在」とか、「愛を求める幼子のような分身」、といったほうが、その人を大切にしていると感じるのは、わたしだけだろうか。

本書では、パーツ・アプローチでは「パーツ」の用語を使い、それ以外では、「部分」または「部分人格」という言葉を用いることにする。

解離症状と脳

解離症状があるケースでは、海馬など記憶に関する内側側頭葉の活動が低下していることが、報告されている。この現象は、意図的に嫌なことを思い出さないようにしている場合にも起きているとされる（Anderson et al., 2004）。

海馬は記憶の中枢であり、ことに言語化され、整理された記憶にかかわっている。それに対して、扁桃体には、恐怖体験の記憶が刻まれているが、言語的に整理されたものではなく、非言語的な感覚や断片的なイメージが、そのまま蓄えられている。整理されていない、生の記憶がよみがえってしまうのがフラッシュバックであるが、言語的に整理されていないため、はじめて遭遇したときと同じように、ダイレクトに生々しい恐怖を引き起こしてしまう。

そうした苦痛を避けるために、ストレスフルな状況が続くと、海馬はその働きを低下させ、記憶を残さない、あるいは再生させないようにすることで、身を守ろうとする。そうして引き起こされるのが、解離やそのもっとマイルドなかたちとも言うべき抑圧という現象だと考えられる。

虐待を受けていた人では、子ども時代の何年もの記憶が、ほとんどなかったり、すっかり抜け落ちているというケースが珍しくない。だが、非言語的な感覚や断片的なイメージから、少しずつ場面の記憶がよみがえってきて、ある出来事を思い出すということも起きる。

先の説明によれば、解離が起きているとき、扁桃体の興奮はむしろ過度に抑え込まれて、感情のシャットダウンが起き、苦痛を感じないようにしている。それによって、見かけ上は落ち着いた状態を維持することができるわけだ。だが、つねにこのバランスが保たれるわけではなく、扁桃体の興奮が強まった状態に交代してしまうことが起きると、フラッシュバックなどが生じてしまう。

ただ、激しい虐待を受けたようなケースでは、フラッシュバックをともなう興奮と解離が同時に起きていることもある。傷ついた部分人格が出てくると、部屋の隅にうずくまってかかわりを拒否したり、激しく興奮して手がつけられない状態になったりする。

そうしたことを考えると、扁桃体の興奮が極限に達したとき、ブレーカーが落ちるように背側迷走神経が作動してシャットダウンや解離が起きると考えたほうがよいかもしれない。一方、扁桃体の興奮が過度に抑えられた状態は、解離というよりも、感情の過度な抑制が生じた失感情症の状態として理解できるだろう。

回避型の人では、情緒的な反応や共感が抑えられている傾向や失感情症の傾向が認められるが、扁桃体の活動が過度に抑えられた状態が定常状態となっていると言えるかもしれない。しかし、回避型の人も、ストレスが限度を超えると、別人のような激しい怒りや興奮を引き起こすことがある。いわゆるキレるという反応だ。扁桃体の活動を抑え込んでいたバランスが、一瞬崩れてしまい、暴走が起きたと考えられるだろう。

解離がひどいケースへの対応

人格の構造的な解離をともなう重度のケースでは、人格の各部分が、統合されないままに併存した状態になっている。その場合、統合しようと急ぎすぎることは、しばしば逆効果となる。必要があってそうなっているのであり、各部分は大切な役割を担ってきたのである。むしろその存在を認めることが、安定と回復を助ける。

孤独で、寂しがっている幼い部分人格、恐怖で凍りついている部分人格、反撃して自分を守ろうと強がる部分人格、顔色を見て上手に機嫌をとる部分人格、自分のことが嫌いで、自分を責め傷つけてしまう部分人格、それぞれに言い分があり、役割がある。それぞれを受け入れ、それぞれの思いに耳を傾ける。その思いとはたしてきた役割を、より深く理解する。

じつは、**トラウマとなっているつらい出来事それ自体を扱い、処理しようとすることよりも、生き延びてきた個々の幼い部分人格たちをやさしく受け止め、いたわり、いつくしむことのほうが大きな癒しと回復をもたらす**のである。

なぜなら、助けと救いを必要としているのは、バラバラになりながら孤独に、だが必死にここまで生き延びてきた部分人格たちだからだ。

たとえば、何年も続く戦争があって、散り散りになりながらも、命からがら生き延びてきた子どもたちが目の前にいるというとき、彼らがどんな目に遭ったのかや、どこではぐれたのかといったことをほじくり返したところで、あまり助けにはならないだろう。彼らにまず必要なのは、やさしい慰めや心細かった思いをただ受け止めることだろう。

それぞれの部分人格の思いに耳を傾けることは、その人のなかで、それぞれの部分人格を受け止められるようになることでもある。支え手がその手本を示すことで、その人のなかの各部分人格が、ほかの部分人格を受け入れるように変化していくのである。

それはちょうど、どのきょうだいにも、親が偏りなく向かい合い、耳と心を傾け、思いを受け止めていると、きょうだい同士の仲がよくなっていくのと似ている。逆に、親が一部のきょうだいにばかりかかわり、ほかの子の思いを受け止めようとしないでいると、きょうだい同士の関係も、同じようにバランスが悪くなり、お互いを嫌い、不満をもち、いがみ合うようになる。

部分人格同士が和合しない状態は、非常に不安定で、無秩序に各部分人格がうごめき合い、自信たっぷりにふるまったかと思うと、落ち込んで自暴自棄になったり、些細なことでイライラし、無用の衝突をしたりする。他者との関係も不安定にならざるを得ない。

じつは、こうしたことは、深刻な解離のあるなしに関係なく、言えることである。その人のなかのさまざまな部分、すごく献身的な部分やときに疲れてイライラしてしまう部分、やさしく冷静な部分や感情的になってキレてしまう部分、そうした相反する部分というものは、ストレスや疲労が重なると、どんな人でも出てしまうものだ。いい人の部分に対して気もちよく接することは、多くの人にとってたやすいことだろうが、イライラしてキレやすくなっている人の部分に対すると、こちらも同じようにイライラして、キレてしまうということが起きやすい。

しかし、相手の置かれている状況や状態を察することができれば、接し方は変わってくるだろう。自分が受けた不快な印象よりも、神経が疲れて、いっぱいいっぱいなのだなと、相手の大変さのほうを思いやって、やさしい言葉をかけていたわることもできるだろう。

不快な印象は、疲れてイライラしている部分人格だとも言えるが、明るくて元気で気もちのいい部分人格だけを受け入れ、ほかはごめんだという対応は、ある意味、解離を促進する対応だと言える。そういう対応をされて育った子どもは、受け入れてもらえず落ち込んでイライラしている自分を、ダメな自分だとみなし、そんな自分は表面に出てこないように消し去ろうとする。そのプロセスが行きついた先に、病的な解離の状態がある。

大人になっても、いい自分だけを出そうとする無理が、どこかで反動を起こす。ありがちなのは、外でいい自分を演じ、その反作用で、身近な人との関係においては、悪い自分が出てしまう。

悪い自分をほどほどに出すことができれば、そもそもそれを引き受ける部分人格に頼る必要もない。

深刻な解離のケースに話を戻せば、各部分人格の思いに反論したり、その存在を否定したりするのではなく、より深く理解し、正確な理解を踏まえて、共感し肯定する作業を繰り返し行う。

たとえば、ある女性では、見捨てられることに過敏な部分人格が、彼氏がスマホの画面を見るだけで、ほかの女性の写真を見ているのではないかとか、メッセージをやりとりしているのではないかと不安になり、問いつめられた彼氏が否定すると、怒りから暴力をふるってしまう。

その反応は、客観的に見ると、過剰であり現実的でない。だが、その部分人格の話をたどっていくと、小学生のとき、父親が愛人をつくって出ていった。そうなる少し前に、父親がケータイで愛人とやりとりしていたらしく、そのことで、母親と何度かもめていたことが語られた。こうすると、見捨てられることに過敏で暴力までふるってしまうその女性の部分人格の反応は、より理解できるものとなり、深く共感することができる。「そんなふうになってしまうのも、無理はないね」と肯定することができる。

とても逆説的なことだが、その行動を否定し、禁止したところで、意識的な制御が困難な反応を止めるどころか、エスカレートさせてしまうのがおちだ。むしろ、理解して、受け入れ、肯定することが、行動の変化につながる。

なぜなら、その反応は、傷ついた思いと結びついた情動的な爆発であり、その傷を癒すには、責めるよりも心の底から理解すること、つまり「わかってあげる」ことが重要だからである。

そうしたことを繰り返し行っていくうちに、もはや登場の必要がなくなった部分人格は、しだいにパワーと登場の機会を減らしていく。もう出てこなくてもいいよと言わずとも、成仏することができるのだ。そのプロセスは、一歩前進、半歩後退を繰り返しながら、いつとはなしに進んでいることもあれば、あるときを境にパタッと姿を見せなくなることもある。

内的家族システムモデル

ジャネやフロイト、ユングによる無意識の理論は、自分の意識とは無関係に、体が麻痺したり、衝動的な行動をしたりと、さまざまな症状を生じる「ヒステリー」や「神経症」などを理解し、説明するのに活用された。また、「多重人格」や「記憶喪失」という状態が知られており、そこにも無意識のプロセスがかかわっていると考えられた。

ジャネやフロイトはすでに、トラウマとなる体験の無意識化された記憶が、不可解な症状の根底にあるということを指摘していたが、客観性を欠いた恣意《しい》的な理論が次第に支持を失い、時代が遺伝子などの生物学的要因に関心を移すなかで、解離についての理解もあまり進まなかった。

再びその問題が、医学的にきちんと扱われるようになるのは、身体的、性的虐待を受けた子どものケースに注目が集まるとともに、それらのケースでは、解離性障害が高頻度に見られることが改めて認識されるようになり、一九八〇年にアメリカ精神医学会の診断基準DSM－3にとり入れられてからである。

その後、解離性障害の背景要因として、幼いころに起きたトラウマ的な出来事に加えて、安心・安全が守られない境遇に置かれたという状況が認められることが多く、典型的なものとして、愛着障害とPTSDが重なったときに、そのリスクが高まることが次第にわかってきた。

診断基準が定められたころから、精神分析や催眠療法に代わる、新しい治療法が登場する。一九八〇年代に、内的家族システムモデルを用いた心理療法を、リチャード・シュワルツが使いはじめ、一九九〇年代には、ワトキンス夫妻が、自我状態療法というアプローチを使いはじめた。両者は、それぞれ独自のアプローチであるが、共通するところも少なくない。

内的家族システムモデルでは、心というものはもともと多重性をもち、複数の部分人格が、まるで家族のように寄り集まって成り立っていると考える。それぞれの部分人格には、別の視点や役割があり、互いに対話し協力する部分と、反目しぶつかり合う部分があって、部分人格間の葛藤が強まると、さまざまな症状や問題行動が起きると考える。部分人格間の対話や調整を図ることで、本来の自己であるセルフとつながることができる。このアプローチでは、それぞれの部分人格の声に耳を傾け、それらと協力しながら、自己の状態を高めていく。

内的家族システムモデルは、解離性障害以外のさまざまな心理的葛藤や心身の不調に対して用いられているが、この方法を応用し、解離性障害をともなうＰＴＳＤに適用する方法として、ジェニーナ・フィッシャーによって提唱されているのが「パーツ・アプローチ」である。

自我状態モデル

一方、自我状態モデルでは、①異なる環境への適応の結果として、②モデルとなる人物をとり込むことによって、③トラウマ的な出来事に対処するため、新たな自我状態が形成されると考える。つまり、自我状態とは、必ずしもトラウマによる否定的な産物ではなく、適応や成長の過程でも生じるものなのである。

ところが、自我状態のあいだで緊張や葛藤、断絶が起きてしまうことがある。たとえば、何事も親や教師の期待に完璧に応える、優等生のいい子の自我状態と、進学校に進んだものの、がんばっても成績がぱっとせず、自信をなくしてしまった自我状態とは、相容れないものであり、葛藤が強まることになる。

みんなから大切にされ、人に対して安心感と信頼感を抱いていた自我状態と、ある日、暴力によって抵抗を封じられ、レイプされたうえに妊娠し、中絶を余儀なくされてしまった自我状態では、後者はあまりにも受け入れがたいため、普段は排除されることになる。しかし、未解決なままのトラウマを抱えた自我状態が、ほかの自我状態にも影響を及ぼし、「自分を責める気もち」「理由のない落ち込み」「自傷行為」などとなって現れる。

親の離婚や再婚、弟や妹ができたことなど、それぞれの時期によって、寂しさや見捨てられ抑うつ、怒りや嫉妬、いい子でいて親に認められようとする気もちなどを感じながら育った人では、それぞれの時期により別々の自我状態が形成されている。

母親の愛情を求めて甘えようとする幼い子どもの状態や、みんなの面倒を見るしっかり者の状態などが、別人のように存在しているのも、それぞれの時期に適応しようとし、また異なるダメージを受けて、それぞれに合わせた自我状態が形成された結果だと考えるわけだ。

自我状態として考えるか、パーツとして考えるかには、微妙な言葉のニュアンスの違いや理論構成の違いはあるが、そこでとらえられ、表現されていることは、ほぼ同じ現象ではないかと思われる。実際、臨床の現場では、両者はしばしば区別なく使われたりする。

ある自我状態は、ある状況に対応して形成されたものであるが、それは、その状況がなくなっても、心のなかに残りつづけ、副人格のような存在となる。それが部分人格だとも言える。そうしたものが複数存在することは、ある意味、成長や適応の過程で必然的に起きることだとも言えるだろう。

だが、あまりにもトラウマが強く、解消されないままになると、それに対処すべく生じた自我状態（あるいは部分人格）は、長く残りつづけ、全体としての自己を脅かし、不安定にしたり、能力の発揮を妨げたりする。

自我状態療法では、複数の自我状態を特定し、それぞれの自我状態との話し合いや調整を行うとともに、トラウマを抱えた自我状態に対しては、さらに探ってトラウマの状況を明らかにしたうえで、その処理を行っていく。それによって、自我状態のあいだの葛藤を解消し、バランスのいい自己の回復をはかる。

パーツ・アプローチ

一方、パーツ・アプローチでは、各パーツの声に耳を傾ける。その場合、導きの糸口となるのが、体の感覚や浮かんでくるイメージで、それをたどっていくことで、各パーツへの理解と共感を深めていく。自己が、一つのパーツの強力な感情や衝動に呑み込まれてしまうことがある。それをパーツとの一体化や「ブレンド化」と呼ぶ。

愛情不足からめそめそ泣いてばかりいる幼いパーツと一体化してしまうと、甘えん坊の駄々っ子のようになってしまうし、成績が下がって強い挫折を味わい、自分には価値がないと思ってしまっているパーツに一体化してしまうと、うつ状態と希死念慮が強まってしまう。

それが、パーツとの一体化によって起きているということを認識し、一体化を解除して、自立した自己、「賢明な大人の自己」をとり戻していく。そのためには、まずパーツから少し距離を置き、客観視することが必要だ。そのうえで、パーツが感じていることと、自分が感じていることを分けて考え、動揺しているパーツに語りかけ、思いを受け止め、共感し、安心させる。つまり、カウンセラーがその人に行ってきたように、その人自身が自分のパーツとやりとりし、バランスを回復していく。

ただ、自我状態療法とは違って、各パーツを仲直りさせたり統合しようとしたりすることには、必ずしもこだわらず、それぞれのパーツの役割や存在意義を認め、受け入れることで、安定した愛着が手に入れられると考える。

8 愛着アプローチ
トラウマをとり除くだけでは足りない

先にも述べたように、愛着システムは、トラウマを防ぐしくみでもあり、トラウマ的な体験をしたときに、それがPTSD化するのを防ぐしくみでもある。逆に、愛着障害があると、トラウマ体験が増えるだけでなく、それがPTSD化しやすい。

複雑性PTSDからの回復を考えた場合、通常のPTSDのように、トラウマの部分を手当てするだけでは、なかなかうちが明かない。複雑性PTSDに関しては、名だたるトラウマセラピーも、一時的には楽になったような気分になることはあっても、結局、歯が立たないということがほとんどなのである。深刻な愛着障害がベースにあるケースほど、その傾向は強いと言える。

トラウマの影響をとり除けたとしても、愛着障害が根底にある場合には、それですっかり安心と幸福に満ちた暮らしがとり戻せるわけではない。むしろ、多くの場合で経験するのは、愛着障害が改善することにより、トラウマの影響も薄らいでいき、トラウマの特別な治療をしなくても、苦痛に満ちた症状が影をひそめてしまうことだ。

逆に、現実の問題よりも過去のトラウマにばかりとり組んだ結果、よけいにトラウマにとらわれてしまい、苦痛にのたうち回る一方で、回復が遠ざかってしまっているケースもある。トラウマをほじくり返すよりも、まず必要なのは、現在の愛着関係を改善することである。トラウマを癒すしくみである愛着システムを強化することである。

愛着アプローチでは、過去の愛着関係を変えようとしたり、過去に生じたダメージ自体を変えようとはしない。その事実自体は変えようがないし、その部分をどうにかしようと戦えば戦うほど、ますます傷つくことになってしまうからだ。まず目指すのは、現在の愛着関係をより安定したものに変えようとすることだけだ。

それによって、愛着システムの機能を高めようとする。安心と幸福の源であるしくみが、現状のなかで機能を高められるようにするのだ。そのために、安全基地を提供し、安全基地になれるように周囲に働きかけを行う。過去は変えられないが、現在の関係は変えていける。それによって未来が変わると、過去がもつ意味やその影響もガラッと変わるのである。

症状や困った行動には意味がある

多くのケースで陥りがちで、治療や回復を行きづまらせてしまう袋小路の典型的なパターンは、いま起きている症状や困った行動にばかり目を向け、それを目の敵のようにしてなんとか改善しようとしたり、やめさせようとしたりして、症状や問題行動と戦ってしまうことである。

だが、そもそも症状や問題行動が、なぜ起きているのだろうか。医学モデルでは、病気や障害が原因となって、これらの症状を引き起こしているということになる。この場合、PTSDという障害によって、さまざまな症状が生じていると説明される。それゆえ、改善にはPTSDの治療をすることが必要だということになる。この治療モデルは、単回性のトラウマによる単純なPTSDの場合には、ある程度、うまくいく。ＰＴＳＤの治療を進めていくと、症状も次第に軽減していく。

ところが、愛着障害がベースにあり複雑性ＰＴＳＤを引き起こしているような場合には、医学モデルがうまく機能しない。複雑性ＰＴＳＤと診断を受けて、その治療を進めていっても、改善するどころか悪化してしまうことも多い。心理療法によって一時的に効果が見られても、やがて揺り戻しが来たり、治療をやめてしばらくすると、ぶり返したりということが起きやすい。

そもそも本人のなかに治療への抵抗があり、治療に意欲をもてなくなって、やめてしまうことも多い。心の底では、よくなりたいと思っていないということもある。その気もちが自覚されることは少ないが、ときには、自分自身でそのことに気づくこともある。

なぜそうしたことが起きるのか。**そもそも症状や問題行動は、そうすることによって生き延びてきた手段であり、また助けを求めるＳＯＳ信号**であるということが多い。生き延びるために、少なくともある時期には役立っていたか、いまも役立っている。だから必要なのである。そうした、自らを危険にさらし、傷つける方法でしか、助けを求めることができないということも多い。

ただ症状や問題行動をとり除こうとするのは、かろうじて自分を守っていたものを奪うようなもので、抵抗するのは当然であるし、もし治療者や周囲が喜ぶように無理をしてそれを手放した場合には、よけいに不安定になるか、治療から逃げ出すほかなくなる。

症状や問題行動が悪いのではなく、それは必要なものなのだということがわかっていないと、助けるつもりが、かえって追いつめるようなことになってしまう。

こうしたケースを数多く見るなかで、筆者が思い知らされたのは、愛着が絡むと、医学モデルでは対応しきれないということである。残念ながら、複雑性PTSDという診断概念さえも、医学モデルの域を出ない概念であり、この問題で苦しむ人の困難の本質をとらえきれていない。なぜなら、症状や問題行動を、複雑性PTSDによって引き起こされたものとする医学的概念では、その病気を治療すれば症状や問題行動は改善するということを意味し、苦しんでいる人たちが本当に必要としているものを、巧みに避けているからである。

その状況をたとえて言うならば、ひどい骨折をした人が運ばれてきて、それを複雑骨折と診断し、骨折を治すための治療に専念し、どうにか回復して家に帰したが、またしばらくして、別のところを骨折して運ばれてくるようなものだ。愛着障害がベースにある複雑性PTSDは、「心的外傷後」というよりも、「心的外傷中」と言ったほうが適切な、子どものころから現在まで進行中の問題であることがほとんどであり、病気を診断して、その治療をするという医学モデルでは手に負えないのである。

そこで必要になるのが、愛着モデルである。愛着モデルでは、愛着システムの機能不全が、親子の関係を不安定で困難なものにするだけでなく、基本的安心感の乏しさや情緒、行動の問題、発達障害のような症状からはじまり、摂食障害や依存症、不安障害や気分障害、解離性障害、境界性パーソナリティ障害、そして複雑性PTSDといった心身のトラブルをドミノ倒しのように引き起こすと考える。これらの症状は、症状であるとともに子どもが生き延びていくための適応戦略であり、SOSでもあり、親にもっとかかわってもらおうとする子どもからの本能的な救難信号である。

それゆえ、症状や問題行動をとり除くことを、治療目標にすべきではなく、むしろ必要なこととして受け入れるとともに、背景からその意味を理解する。そして、本当の問題は、安全基地をもてず、愛着システムがうまく機能しないことにあるのだから、安全基地機能を高めるように、その子にというよりも、その子を支えている環境に働きかける。子どもが成人となっている場合も同じである。

子どもではなく、親のカウンセリングで親を支えたり、ときには親を治療することで、親が楽に生活でき、安全基地になれるように支援していく。

こうしたアプローチを「愛着アプローチ」と呼んでいるが、こうした方法を丁寧に行っていくと、解離性障害をともなうような複雑性ＰＴＳＤのケースも、劇的に改善していく。

だが、現実には、本人のトラウマを扱おうとして、出口のない泥沼に入ってしまうということも多い。トラウマ症状やＰＴＳＤが問題の本体ととらえると、そうなってしまう。本当に起きていることは、トラウマそのものが問題というよりも、傷ついていることにも気づいてもらえず、安定した愛情に欠けた、脅かされやすい境遇にいまも置かれつづけているということなのである。その部分を変えていくことができれば、いちばんの近道で回復が得られるのである。

ことに児童や青年で、親も改善に協力が得られるケースでは、まずこのアプローチを行うことをおすすめしたい。

「この子に死んでほしい」と思ってしまう母とその娘の場合

Rさんは、もともと活発な女の子で、小学生までは成績優秀なだけでなく、よく気がついて、人の世話も率先して行うようなリーダー的な存在だった。だが、次第に体調不良で休むことが増えはじめ、塾での成績も伸び悩むようになった。

結局、目指していた私立の受験は六年生の途中で断念することに。そのころから、担任だった二十代の女性教師にべったりとつきまとい、最初は受け入れていた教師も、度がすぎた依存を重荷に感じるようになり、冷たくするようになった。そのころから、Rさんの自傷行為がはじまった。

中学に入り、心の支えとしていた教師とも会えなくなると、一層不安定となり、また中学に居場所を見つけることもできなかったことから、学校に行けない日が増えていった。学校に行くと悪口が聞こえると言い、また、ときどきおかしな行動が見られ、そのことを覚えていなかったりした。二学期は、ほとんど休んでしまう状況で、最初トップクラスだった成績もみるみる下降した。そうした状況で筆者のクリニックにやってきたのである。

Rさんは、最初は警戒していたものの、次第に安心したのか、自分の状況や心境について話してくれた。いまも六年生のときの担任に執着する思いがあり、それ以外にはなにも生きる希望はないという。クラスでも浮いているし、成績も落ちる一方だし、ときどき自傷することや死にたいと思うということも話すが、淡々とした語りは、どこか他人事のような感じがあり、苦しいという実感にどこか欠けていた。

解離をともなうトラウマのケースで、よく見られる傾向だ。実際、記憶が飛んで、なにをしていたかわからなくなることがときどきあるし、幻聴と思われる症状も見られる。両親について聞くと、両親がよくケンカしているのが、嫌だという。

母親に代わってもらったが、母親の話は、娘が淡々と語る口調とは対照的で、嘆きと怒りと絶望をみなぎらせていた。学校に行けなくなった娘を愛せない。娘に対して怒りしか湧かない。死んでほしいと思ってしまう、という。

そして、自分はそれほど優秀ではなかったが、がんばってそれなりの大学に進み、大手の企業に就職したこと。そこで知り合った、世間的にはエリートの夫との愛のない、殺伐とした生活に耐えながら、娘の将来だけに望みを託して生きてきたこと。その娘が一流の大学に入ることだけを願っていたのに、いまでは学校にさえ行けず、将来の希望もなくなってしまった。なにもせずに家でゴロゴロしている娘を見ると、殺意が湧いてくることなどを、一気呵成《いっきかせい》に話したのだった。

娘に対して、ひどい言葉を投げつけたり、罵倒したりすることもあるという。あとで後悔することもあるが、どうしても止められない。母親自身、家事ができないことも多く、そのたびに、実家の母親に電話して、不満や泣き言を言っているという。

じつは、Rさんのほうは、両親がもめていることには触れていたが、母親からそうした虐待を受けていることや母親が家事をしないことについては、なにも触れていなかった。いちばん傷ついていることは黙っていたのである。

Rさんの幻聴や解離といった症状は、学校にも家庭にも居場所をもてないことの反映であり、ことに、いちばんの安全基地であるはずの母親から否定され、脅かされている状況が原因となっていたのである。

さらに紐解いていくと、中学受験に向けてがんばっていたころには、母親は、つきっきりで娘を教え、少しでも間違うと、罵倒するという日々が続いていた。娘の体調が悪くなって、受験を諦めざるを得なくなっても、母親は、否定的なことを言いつづけてしまうのだった。

母親は、「本当は、子どもも子育ても嫌いなんです」と打ち明け、働いていたころのほうがやりがいがあったという。母親としてかかわることは、あいまいで、なにをがんばったらいいのかわかりにくかった。それゆえ、受験という目標ができたとき、母親は、むしろやりがいのあることに出合ったと感じたようだ。

しかし、いい大学に進むという夢も潰《つい》えたいま、それでものうのうと生きている娘を見ると、怒りが込み上げてきて、それをぶつけてしまうのだ。

なによりも必要なのは、Rさんに病名をつけ治療することよりも、母親を支え、安定化させ、母親が自分のとらわれから娘を追いつめるのではなく、娘を温かく見守れる存在、安全基地になれるように支援することだった。

強権を発動して、無理やり娘を母親から引き離すという方法も選択肢の一つではある。しかし、そうした方法をとると、残っている家庭の機能や修復可能な関係まで破壊してしまうことも多く、最善の結果にはならない。命の危険が迫っているような場合は、そうした措置も必要だが、このケースは、母親がカウンセリングを受けることと、通院することを自ら望んだので、十分修復可能だと考えられた。

実際、母親のカウンセリングがはじまり、少量ながら薬の治療も併用して、母親の気もちが落ち着き、余裕が戻ると、Rさんの状態は急速に改善し、幻聴も解離症状も見られなくなった。登校も再開し、勉強にもとり組みはじめる。

ところが、Rさんが元気になってくると、母親のなかに欲が生まれてくる。少しがんばっただけでこれだけできるのなら、もっとがんばれば進学校に進んで、いい大学に入るのも夢ではないと思いはじめる。勉強についてうるさく干渉しはじめたり、塾にも通わせはじめたりする。それで娘が疲れてきて、休んだりすると、また同じことを繰り返すつもりかと、キレて娘を罵倒する。

そうなると、また娘の病状は逆戻りだ。体調不良に加えて、希死念慮や自傷、解離や幻聴までぶり返しはじめた。母親の焦る気もちも受け止めながら、こうしたことを続けていると、Rさんが精神障害で長く苦しむことになりかねないことを伝えた。

いい学校に行くことと、健康で幸福な人生をすごすことと、どちらが大事ですかと問われても、母親は正直、いい大学に行ってほしいという思いを、容易には捨て去れないようだった。なぜそこまで大学にこだわるのかということを掘り下げていくと、母親自身のコンプレックスや自己肯定感の低さがかかわっていることが明らかとなった。その部分は自分自身の課題として、母親が克服していかなければならないことであり、それを娘に求めることは筋違いだということを、母親も少しずつ学んでいった。

何度か紆余曲折はあったが、母親は次第に娘のことではなく、自分にできることでがんばる方向に舵を切る。仕事を再開し、その面では有能なところを見せて、次第に評価されるようになったのだ。そのぶん、Rさんはのびのびと自分のペースで進んでいけるようになった。高校は上位の進学校ではなかったが、それがかえって幸いしたようだ。トップクラスの成績をとれたので、周囲から一目置かれ、自信をとり戻すことができた。その自信は、課外活動などでも活躍できたことで、いっそう高まった。

Rさんの受診は、高校に入ったころから、ほぼ必要なくなったが、母親のサポートは継続した。母親も以前に比べるとバランスがよくなり、勉強や進路に口出しすることも控えられるようになったことで、娘との関係も安定し、娘のほうから相談してきて意見を求められることもあった。

Rさんは、人を支える仕事がしたいと考えるようになっていた。自分で選んだ志望校は人気の高い難関校で、母親は不合格だったら、娘がまた自信をなくしてしまうのではないかとひやひやしていたが、Rさんは見事合格した。だが、たとえそこがダメだったとしても、Rさんは、与えられた環境を生かせるレジリエンスを身につけてきたように思う。

このケースのように児童・青年の場合や成人であっても、親の影響が強いケースでは、まず親が安全基地になれるように力を注ぐことが、解離性障害や複雑性PTSD、境界性パーソナリティ障害のような難しい状態でも、完全な回復につながるもっとも有効なアプローチである。いくらトラウマ自体の手当てをしたところで、肝心な部分をどうにかしなければ、現在進行形のトラウマを改善することは困難である。

絶体絶命のピンチから回復した高校生の場合

Uさんは、口数の少ない、内気な男子高校生である。最初に問題が発覚したのは、小学生のとき、コンビニで万引きをしたことからで、その後も、親の財布からお金を抜きとって、駄菓子などを買うということがあった。

中学に入ると、ネットに依存したり、リストカットをするようになり、それが次第にエスカレートし、学校のトイレで自傷行為をすることもあった。

気もちを話さないので、どうしてそうしたことが起きているのかわからなかったが、その後、カウンセラーに打ち明けたところでは、イジメを受けるようになっていたこと、家庭は以前から暗く、気もちの置きどころがなくなっていること、一人だけ話を聞いてくれる先生がいて頼っていたが、あるとき、「あまり来られると困る」と言われてショックを受け、だれも信用できなくなったことなどが続いたようだった。

トイレにこもってリストカットをしたのも、そうしたことが背景にあったようだ。あるとき、首を傷つけようとしたことから、学校も大騒ぎとなり、精神科に急遽入院することとなる。入院で、リストカットは止まったが、代わりに、無反応になったり、意識が飛んだりすることが起きるようになった。入院による行動制限によって、一部の症状を減らすことはできても、代わりにもっと厄介なことが起きるということは珍しくない。

そうした状態で退院したが、幸い熱心な若手のカウンセラーがUさんを支えるとともに、母親もカウンセリングを受けるようになって、症状は落ち着いていったのである。

高校に進学し、当初は元気に登校していた。ところが、一か月ほどしたころから、解離の症状が起きるようになり、無反応になるだけならまだ危険がなかったのだが、突然、学校から飛び出し、線路のほうに行こうとしたりするので、目が離せなくなってしまった。本人はそのときの状況を覚えていないようだった。

折あしく、それまで支えになってくれていたカウンセラーは転勤してしまい、カウンセリングも中断していた。

そんな状況で、筆者のところに来るようになったのだが、本人からすれば、担当していたカウンセラーが辞めてしまったことは、かつて教師に、「あまり来ないで」と言われたトラウマ状況が再現してしまうものであったはずで、入院させられたことや通院先がいろいろ変わったことなど、医療に対する不信感も強まっていた。

本人のなかには、見捨てられた思いからくる自暴自棄な気もちもあったことだろう。精神的な症状というものは、本人が本気でよくなろうと思わない限り、よくなることはない。ことに、解離や自傷など、愛着トラウマがかかわるような症状については、そのことが強く言える。

症状や問題行動だけを改善しようとすることが、どれほど空しい試みであるかは、そのことを考えれば明らかである。本人が心からよくなりたいと思えるように、その状況をつくるのを助けることが、われわれにできる最善のことなのである。

とても熱心な教師が周囲にいてくれたことは、幸運だったと言えよう。学校では、一定のルールや限界設定を設けて、悪い状態が見られたときは、一定期間休んでもらうという対応を行った。

だが、当初は、本人の傷ついた思いが深く、悪化する勢いをすぐには食い止められなかった。外に飛び出してしまうことはなくなったものの、トイレにこもって出てこなくなったり、無反応になったり、自傷行為をしたりということが繰り返された。

頻度や程度はましになったものの、一か月、二か月たっても、ときどき調子が悪くなり、そのたびに迎えにいかないといけない母親は、次第に疲れを見せるようになった。

少し落ち着きかけていたUさんが、いつもと違ってイライラした様子で、表情も硬い。なにがあったのかは、母親に会って明らかとなった。母親はもっと落ち込んだ表情で、「疲れてしまって、ついあの子にいっしょに死にたいと言ってしまった」「もう支えていく自信がない」という。

母親の言葉を受け止めながら、「ここが正念場だと思います。本人を支えていくためには、お母さまに余裕が必要で、お母さまが支えられる必要があります」と話して、中断していた母親自身のカウンセリングを行うこと、気もちが軽くなるように、母親に薬を処方することを伝えた。

二週間後に来られたときは、母親は元気を回復し、Uさんも落ち着いていたが、学校のほうから出席停止を申し渡されてしまったという。ただ、本人は思ったより冷静で、状況を淡々と説明したあとで、出席日数が足りなくなると進級が無理になるかもしれないと語った。

こういう状況にあっても、本人は進級のことを気に留めていることが意外であったが、それが、その後の逆転のはじまりとは思いもしなかった。

出席停止のあいだ、本人は落ち着いてすごしただけでなく、驚いたことに、学校に復帰したときに備えて、勉強にとり組むようになった。Uさんのなかでなにかが変わりはじめているのを感じたのは、そのころからだ。

「進級したいんだね」というと、「うん」とはっきりうなずいた。この学校が好きで、学校に通いつづけたいのだと思ったが、がけっぷちのいま、安易な希望的観測を述べることもはばかられた。

彼のまわりのだれもが同じ気もちだったろう。信じたいが、いくらなんでも無理だろうと。だが、だれも予想できないことだったが、出席停止が終わってから、Uさんは、ほとんど調子を狂わすことも、解離や自傷行為を引き起こすこともなく、学校生活を送り、出席日数だけでなく試験もクリアして、奇跡の逆転をはたしたのだった。

難しいケースほど、親自身がトラウマを抱えていたり、愛着の課題を抱えているということが多い。そのつらさをしっかりと受け止め、そこに手当をしていくことが、本人への手当以上に効果を生む。本人だけを見るという視野狭窄に陥らないことが、逆転につながる。

第 7 章

回復のステップ

身近に増えつづける愛着トラウマや複雑性ＰＴＳＤのケースと医療の限界

愛着トラウマやその結果生じた複雑性ＰＴＳＤを、医療的に改善しようとすると、大抵選択されるのは薬物療法による対症療法である。たしかに症状の一部は、薬の効果により軽減するかもしれないが、それは薬物への依存という新たな問題を生みやすいと言える。これは、先ほどのＰＴＳＤの特徴的な症状である「回避」の一つにほかならない。

つまり、なんら根本的な解決を助けたわけではなく、薬によって現実的な課題からの回避を助けただけだとも言えるのだ。

そうは言っても、現実には、とりあえず目の前の苦しさを、薬を使ってでもやわらげるということが必要なこともしばしばである。しかし、それはあくまで緊急避難的な措置であり、最終的な問題解決ではない。緊急避難的な対処は、あくまで時間稼ぎであり、そのあいだに、より根本的な改善に向けたとり組みが行われ、一時しのぎの対処から卒業できるようにサポートすることが本来である。

しかし、残念ながら、薬物療法以外のサポートを、医療が提供することはあまりないのが現状だ。面倒見のいい一部の医師や医療、福祉などのスタッフが、限られた時間のなかで長期にわたって支えつづけ、徐々に安定するということはあるが、善意や偶然に左右されることになり、難しいケースほど、そうしたサポートも得られにくい。

そこで重要になってくるのが、しっかりとした枠組みのなかで、継続的に提供される専門的かつ総合的なサポートである。心理療法が核となるが、心の面だけでなく、生活や行動、家族関係、社会とのつながりなど、幅広いとり組みと働きかけが必要となる。

ここからは、愛着トラウマを抱えた人が自ら克服を目指して進んでいく場合にも、周囲の存在がその人を支え、改善へと導いていく場合にも、どういうステップを踏んで進んでいけばいいのかについて具体的に述べていきたい。

予後(回復)を左右する要因

通常のＰＴＳＤの場合でも、同じようなトラウマ体験をしても、回復には個人差が大きく、トラウマ体験以外の要因によって、予後が左右されることが知られている。

一般のＰＴＳＤにおいて知られているのは、レジリエンス（回復力）を低下させるような要因、たとえば、トラウマを受ける前の段階で、**①すでに発達障害や精神疾患を抱えていた、②別のトラウマを抱えていた、③周囲の支えが乏しい境遇にあった、**といったことが、予後を悪化させるリスクとなる。さらに、**④トラウマとなる出来事が起きた直後に、周囲がどういう反応をしたか、**といったことも重要になる。

愛着トラウマの場合、幼い段階ですでに愛着障害（不安定な愛着）を抱えていることが多く、②③に当てはまりやすいし、ケースによっては、愛着障害に由来する発達障害（類似状態）や不安障害、身体化障害などを抱え、①に該当することも多い。さらに、④の観点ではもっと状況が悪い。トラウマを与えているのが親自身ということも多く、逃げ場も慰める人も、その子に起きたことを不当だと言ってくれる人もいないのがほとんどであり、非常に不利な状況に置かれていると言える。

回復につながる向き合い方

しかし、いくら状況が不利だろうが、親や周囲の人から受けた傷に一生を支配されるのではなく、そんなものをはねのけて、自分の人生をとり戻そうと思うのであれば、前に進んでいくしかない。そして、多くの人が、程度の差はあれ、その大事業を成し遂げていく。

回復へと向かいはじめたとき、だれもが立つ分岐点がある。このまま恨みや嘆きにとらわれつづけるか、そんなことよりも、自分らしい人生をとり戻すことにエネルギーと時間を使うかだ。

そこで大事なのは、トラウマの克服がゴールではないということだ。**たとえトラウマを抱えていようと、人生をとり戻し、自分らしく生きることはできる。**トラウマを抱えていても、自分の人生を諦める必要などない。トラウマを治すことではなく、自分が望むことに向かって苦闘しているうちに、気がついたら、あれほど苦しんでいたはずのトラウマが大した問題ではなくなっているということも多いのだ。

トラウマを完全に解消しようとは思わないことだ。それさえなくなれば、まったく違う人生が生きられると思いたくなるが、それは幻想でしかない。いくつかの大きめのトラウマと無数の小さなトラウマを抱えていることは、人生を生き抜いてきた人間に不可避のことである。大きすぎるトラウマは、たしかに理不尽に与えられた重荷であるが、それにとらわれればとらわれるほど、マイナスの作用を及ぼしてしまう。未来を失いたくなければ、過去にとらわれすぎず前に進むしかない。人生の時間は待ってくれない。そして、過去は変えられないが未来は変えられる。**トラウマの克服とは結局、過去をとり戻すことではなく、未来をとり戻すこと**なのである。

目指すべき方向がトラウマの克服ではなく、自分の人生をとり戻すことだということを踏まえて、トラウマに向き合っていく必要がある。それは、トラウマからの支配や負の作用によって、自分の現在の生活だけでなく、本来の可能性や活動が邪魔されないようにするためであり、過去から未来へとつながっていく自分自身の人生に、一つのまとまりと意味をとり戻すためである。

1 安全基地の確保

トラウマからの回復において第一に求められるのは、安全の確保である。そのことは愛着トラウマや複雑性ＰＴＳＤの場合でも同じである。ただ、難しいのは、その安全を確保してくれるはずの人が、トラウマを与えた張本人であるということも多いということだ。

そして、この場合の「安全」とは、単なる生命の安全ということでは十分でない。ハーマンが提起した複雑性ＰＴＳＤの診断基準の第一項目に、「全体主義的な支配」

という言葉があったように、本人の主体的意思が尊重されるか否かが大変重要になる。いざというときに頼ることができ、かつ、本人の主体性が尊重される存在、それが「安全基地」である。**愛着トラウマであれ、複雑性PTSDであれ、回復への最初の出発点は「安全基地」が確保されること**である。

PTSDの本質的な原因の一つは、安全だった日常が破壊され、失われてしまったという点にある。複雑性PTSDの場合や愛着トラウマの場合には、そもそも安全感が乏しい環境で育っていることが多い。常識は歪められ、脅かされ、侵略されるのが当たり前とさえなっている。そうした間違った思い込みや、周囲が当然だと思って行っていることにより、せっかく回復しかけても新たなダメージを受けてしまう。

当たり前のこと、仕方のないことと受け入れてしまうことが、間違った思い込みだということに気づくことが回復には不可欠である。言い換えれば、健全な関係なら、どうあるべきかを知るということである。自分を大切にしていいのだという当たり前のことを認識することである。そして自分を守るために必要なスキルや方法を身につけること。嫌なこと、不快なことにはノーと言う自由があるのだということを、心の底から理解することなのである。

安全な場所と時間を確保する

愛着トラウマに向き合っていくためには、そのための安全な場所と時間が必要である。静かでゆったりとした時間が確保されてはじめて、自分に向き合う作業にとり組むこともできる。トラウマからの回復には、これまで大変なことがあったにしても、「いまはもう大丈夫」と思える感覚を育んでいくことが必要である。そのためには、一人でつらい体験に向き合うよりも、心を許せる存在が立ち会って、支えられながら事実に向き合うことが、より安全で着実な克服につながりやすい。

たっぷりと時間があれば、それにこしたことはないが、時間は短くとも、ほかのことに邪魔されない時間が確保されることが大事である。

とはいえ、人は、トラウマを抱えながらも、とりあえず生活していかねばならない。しかし、それはマイナス面ばかりではない。ほどよく忙しくすること、以前と変わらないことをすること、体を動かしたり、家事をしたり、仕事をしたりすることも、安定の維持に役立つのだ。なにもすることがなくなったときのほうが、要注意だ。**トラウマを抱えている人や不安が強い人では、時間がありすぎるとかえって不安**

定になりやすい。

見せかけの安定であっても、それは意味がある。完全に止まってしまうと、よけい不安定になりやすい。生活の車輪を回しつづけたほうがいい。とりあえず、生活のペダルをこぎつづけたほうがいい。休日や休暇になると、かえって悪い考えにとらわれ、落ち込みやすいということも多い。ほどよく予定を入れておくことも一つである。

過去に向き合う時間にも、枠組みを与えたほうがいい。通院やカウンセリングを利用するメリットの一つは、そこでだけ過去を扱うようにすることで、普段の暮らしに過去が入り込みすぎるのを防げることだ。

2 思いを語り、受け止められること 体験を語り、共有されることの大切さ

人間は語ることができる。その言葉によって傷つけられることもあるが、言葉は、心の傷から回復するのにも、非常に有用な手段となる。語られる言葉を一身に聞いてもらい、ひたすら受け止めてもらうこと。これほど基本的だが、有効な回復法はない。起きたことを言葉にし、それを信頼できる人に共有してもらうことは、トラウマ

処理の基本であり、それが可能なのであれば、まずとるべき手段である。

エリ・ヴィーゼルと同じくアウシュビッツのサバイバーで、精神科医でもあるヴィクトール・フランクルは、奇跡的に生き延びて、強制収容所から解放されたものの、彼を待っていたのは、妻も両親も弟もすでに収容所で亡くなっていたという事実だった。苦難の日々のあいだ、心のなかで妻に語りかけ、妻ならなんと言ってくれるだろうかと、その言葉を思い浮かべ、理不尽な状況にも耐えてきたのである。

自分だけが生き残ったという現実を前に、フランクルが生きる希望を失い、自殺したとしても不思議はなかった。その過酷な運命をフランクルは、どうやってのりこえたのか。

ウィーンに戻ってきたフランクルがしたことは、恩師や友人を訪ね、自分の身に起きたことを伝えることだった。彼は人目もはばからずに涙を流したという。そして、彼はすぐに病院の仕事に復帰すると、アウシュビッツでの体験を作品にまとめる作業に着手する。わずか九日間で、一気に口述筆記されたのが『夜と霧』である。

当時まだ十六歳の少年だったエリ・ヴィーゼルは、自らの身に起きたことを語るまでに、十年以上の歳月を要したが、フランクルは、解放されて間もなく、そうすることができた。それが結果的には、トラウマを長引かせることから彼を守ることになったが、そうすることができたのは、友人たちの支えのおかげでもあった。

体験を語るためには、安心して語ることができ、心から共感して受け止めてくれる存在が必要である。愛着トラウマの場合には、身近にそういう存在がいないということも多い。それゆえ、医師やカウンセラー、医療や福祉の支援スタッフなど、専門家の役割は大きいだろう。

トラウマを受けて間もない急性ストレス反応の段階であれば、できるだけ早い時期から、トラウマ自体を扱い、それを言語化して再体験し、強い感情を表現し、それを受け止め共有されることが、ＰＴＳＤへの移行を防ぐことにつながる。早いうちほど回復しやすく、逆に六か月以上トラウマ症状が続いてしまうと、自然に治癒することは難しくなるとされる。

ただし、安全感が保証されない状況で、無理やり話をさせるということをすれば、二次トラウマを生んでしまう。安全感と本人の主体性が守られていることが、なによりも大事である。ことに、深刻なトラウマの場合には、そうした点に十分な配慮をする必要がある。

事実に向き合うことは大事だが、本人のタイミングを守ることも大切なのだ。向き合う気もちの準備が整っていないのに、焦って先に進もうとすると、安全感が崩れてしまい、かえって傷を深めることになる。

長い時間がすぎているような場合、その体験をいったん活性化して再体験する必要がある。そのため、一時的に動揺したり不調になったりということが起きやすい。ある程度は避けがたい反応であり、逆にそうした反応がまったく起きないとすると、深いレベルでのトラウマ処理ができていないということになる。

ただ、愛着トラウマでは、トラウマの総体は途方もなく大きなものであり、一回や二回話を聞いて処理できるものではない。それを一気にやろうとすると、かえって混乱するだけで、回復には役立たない。一度に掘り下げすぎないことがコツである。

トラウマを扱う場合、専門家でも陥りがちな失敗は、トラウマ的体験のつらい面ばかりを追究し、その作業にかかりきりになってしまうことだ。悪いことばかりを際限なく掘り出していくことで、よけいに傷つき、ダメージを受け、希望よりも絶望ばかりが深まってしまう。

最初はそれほどでもなかったのに、カウンセリングを受けてから、どんどんネガティブな感情と被害者意識が強まり、怒りと憎しみばかりが増してしまうということも起きる。

深刻なトラウマを扱う際の基本は、タッチ・アンド・ゴーの要領で、トラウマ状況に軽く接触すると、またすぐ離れて、安全な現在に戻るという方法だ。タッチ・アンド・ゴーとは、もともと飛行訓練のために行われる動作で、飛行機が着陸しようと一瞬滑走路に車輪を下ろすが、そのまま再び離陸することを言う。

この、**短時間のみ軽くトラウマに接触するものの、深入りせずに、すぐ離れるという感覚が、重いトラウマを扱ううえで大切**なのである。

ピーター・ラビィーンは、タイトレーションとペンデュレーションという言葉を用いて、トラウマ治療の基本方針を示している。タイトレーションとは、点滴をすることで、一滴ずつ薬剤を投与するように、トラウマ状況も、微量ずつ与えて、処理の限界を超えないようにすることを指す。

また、ペンデュレーションは、振り子のように行ったり来たりすることで、トラウマ状況にどっぷりつかるのではなく、安全な関心とのあいだを行き来する。現在の感覚やほかの関心に、注意を向けさせることで、過去のつらいトラウマ状況にのめり込みすぎるのを防ぐ。

療法の種類によって呼び名はいろいろだが、基本は同じである。タッチ・アンド・ゴーを繰り返すことで、次第に馴化《じゅんか》が生じて、恐怖や動揺が薄らぎ、自分でコントロールできるという感覚をとり戻すことにつながる。このコントロール感覚が、トラウマの克服では大きなカギを握る。

つまり、トラウマの細部まで、しらみつぶしに全部を処理する必要はないのだ。むしろ、深刻なトラウマほど、大づかみに把握したほうが安全に扱えるのである。

トラウマを扱う前に立ちはだかる課題

愛着トラウマやそれにともなう複雑性ＰＴＳＤのケースは、不安定な愛着の課題を抱えているため、トラウマだけ扱おうとしてもうまくいかない。強い抵抗が現れたり、ひどく混乱して、収拾がつかなくなったり、些細なことでカウンセラーに不信感を抱くなどして、セラピーが続けられなくなってしまう。

最近は、トラウマを扱う専門的な技法がだいぶ知られるようになり、これこれの技法を受けたいという人も増えている。ただ、深刻な愛着トラウマを抱えている人に、そうした技法をいきなり使おうとしても、あまり効果がなかったり、不安定になって中断を余儀なくされたりすることになりやすい。

まずは、安全基地を提供するなかで、安心感と信頼関係を築き、トラウマを扱うのに耐えられる基盤を築く必要がある。

カウンセリングやセラピーが開始され、心を開きはじめると、その人の愛着の課題が姿を現しはじめる。親から不安定な愛情しかもらえなかったとか、見捨てられた体験をもつ人では、理想の親を期待して、際限なく話を聞いてもらおう、なにもかも受け止めてもらおうとする。期待が広がっていき、もっと頼りたい、もっと甘えたいといった求める気もちが強まっていくことも多い。

この段階において、本人の気もちを受け止めず、客観的な受け止め方や認知の問題に進もうとすると、強い不満と不信感をもってしまい、肝心な課題にたどり着くまえに、行きづまってしまう。ある程度時間をかけて、本人が求めている「話を聞いてほしい」「自分をまるごと受け止めてほしい」という思いに応えていく必要がある。この段階はもっとも忍耐がいるが、不可欠なのである。

深刻な愛着トラウマを短い期間で回復させる方法は存在せず、そうしたことを期待しないほうがいいし、もしそうしたことが簡単にできるような宣伝文句に出合ったなら、怪しんだほうがいいだろう。

この段階は、長く続くこともあるが、いつまでも続くわけではない。**十分に受け止めていくと、その人のなかで、次の段階に移りたいという気もちが芽生えてくる。**長年たまっていた不満や愚痴、恨みや怒りといったものを、吐き出しつづけていくなかで、いつまでもネガティブな感情に支配され、その感情にとらわれたまま、堂々めぐりをしていることに気づくようになる。そうすると、その段階を続けていることが嫌になり、その段階を脱したいという思いが次第に強まってくるのだ。

こうしたプロセスを丁寧にたどることが、力強い逆転へとつながっていく。まだ怒りや恨みが、心の半分以上を占めている状態のときに、「いつまでも恨みにとらわれず、早くとらわれから脱して、解放されましょう」と言っても、まったく気もちを汲んでくれていないということになってしまう。理性では、そうしたほうが利口だとわかったとしても、傷ついた気もちは、そんな考えを拒否してしまう。

人は深く傷ついているとき、有利だとか、得だとか、賢明な選択だといったことでは、動かない。むしろ逆に、自分に不利なこと、損なこと、愚かなことをわざとしたいと思う。傷ついた気もちは、前向きな将来のことなどどうにでもなれと思い、自分をムチャクチャにすることで、こんなにも自分を傷つけた存在に対して復讐してやれと思う。

自分がもっと傷ついて、もっと不幸になって、もっとボロボロになることは、あの親たちが自分にしたり、自分に呪いをかけたりしたことを、自分自身が自分に対してしてしまうことにほかならず、理不尽極まりない、愚かしいことだとわかっていても、それゆえに、もっと自分をダメにして、もっと自分を否定してやれと思う。親がそうしろといったようにすることで、あなたの子は、こんな悲惨な、不幸な人間になっていますと、見せつけてやりたい気もちになるのだ。

幸福になるよりも不幸な状況に、意地でもとどまりつづけてやろうと思う自分が心のなかに居座っている。本来そうであった健康な自分、前向きに生きる自分になるよりも、親が呪いをかけた通りの、どうせ人生がうまくいかず、すべてを否定し、憎しみと怒りにとらわれて生きる自分でありつづけてやろうと思う。

傷ついた人は、怒りにとらわれ、それが本来の自分ではないと心のどこかでわかっていても、その状態に居つづけることで、自分の傷がどれほど深いか、それに対する自分の苦しみと怒りがどれほど大きいかを示そうとする衝動にとらわれてしまう。素直になれないのである。前を向くことが、どこか負けのように思えて、意地を張りつづけてしまう。

その状態が、十年も二十年も続くと、怒りと恨みという鎧を外すほうが怖くなってしまう。その状況が常態化すると、怒りと恨みにとらわれて人生をすごすほうが、ある意味、安全なのである。前を向いて、本来の自分を目指して歩みはじめるとなると、だれかのせいにはしていられなくなり、面倒なこと、厄介なこと、うまくいかないことに山ほど立ち向かっていかなければならない。それをやりこなす自信がないという場合、怒りと恨みという鎧で自分を守るしかない。

しかし、そうした場合も、悟りの瞬間が訪れる。そのきっかけはさまざまだが、よく経験するのは、親の死である。さんざん恨みと怒りを抱き、ぶつけてきた親が亡くなってしまったとき、心のなかに変化が兆《きざ》す。ことに、親がそれなりに改心して、その子のためになにかと努力しようとしつづけてきたという場合には、そうした変化が起きやすい。

3 感じる心をとり戻し、自分とつながる感じないことで自分を守っている

トラウマを受けたとき、それを言葉にして受け止めてもらえず、適切な処理を施されなかった人では、その苦痛から逃れるため、その記憶と結びついた感覚や感情を遮断するようになる。そうすることでしか、自分を守れないのだ。

遮断していても、ときには、不意に過去の苦痛をともなう記憶が漏れ出してきてしまい、日常の瞬間に紛れ込んでくる。それが先にも述べたフラッシュバックである。眠っているときに悪夢で目覚めてしまうこともある。完全には遮断できていないが、ほぼ完璧な遮断がなされている場合もある。

その場合、一見、何事もなかったように平穏にすごすことができているが、すべてがOKかというと、そうはいかない。遮断が起きるとき、トラウマに絡んだ、恐ろしい体験や不快な体験の記憶だけを抑え込めたらいいのだが、そう都合よくはいかないのだ。もっと広範囲の記憶が思い出せなくなったり、悪かったことだけでなくよかっ

たことの記憶も封印されてしまったりする。もっと厄介な場合には、恐怖や悲しみといったネガティブな感情全般が抑えられるだけでなく、喜びや楽しさといったポジティブな感情も抑制され、感じにくくなる。

愛着トラウマの場合には、そうした状態が慢性的に起きている。**適切な世話をされずやさしさや共感の不足した環境で育った子どもは、感じないことで自分を守って生きてきた。**トラウマというよりも、その状況への完璧な適応が起きてしまい、なにも感じないのがデフォルトモード（初期設定）となってしまう。心が動いているように見えるときも、本当に心が動いているというよりも、そのふりをし、感じることを演じていることも多い。

感じないようにしてきたことで起きるのは、自分の気もちがわからないということだ。自分の求めているものがわからない。自分の痛みを無視してしまう。自分がなにか言ってもそれを言い訳と思ってしまう。自分の気もちや考えなどつまらないと思ってしまう。

逆に、**過度に支配され、親の顔色をつねにうかがい、それに合わせ、振り回されてきた人では、自分の気もちよりも、相手の気もちを感じとり、優先するのが当たり前**

になっている。自分の気もちを大切にされることも、顧みられることもないなかで、自分自身の気もちを感じ表現することは、悪いことのように思ってしまう。自分の気もちを主張する代わりに、相手の気もちを自分の気もちのように勘違いして、それに従うことが自分の気もちであるような錯覚に陥ってしまう。

自分の主体性を奪われ、他者からの攻撃や搾取によって無抵抗に踏みにじられることが、トラウマの本質だとすると、過度な支配を受けた状況では、よりトラウマ的損傷を負いやすくなる。また、この場合、不快な事実を遮断するというよりも、自らを人身御供《ひとみごくう》に差し出し、相手を喜ばせるという、奇妙な協力が起きていたりする。

自分を支配して傷つける存在を大切に思うことで、その行為を正当化し、その意図を善意に解釈するという歪曲《わいきょく》が生じるのである。第三者から見れば、理不尽な虐待や搾取に思える状況を、相手への愛情や同情ゆえに、嫌な顔もせずに甘受《かんじゅ》し、ときには自ら進んで受け入れる。

だが、どちらの場合も、自分自身の気もちというものを軽視または無視することが当たり前になっているという点では、同じである。

自分で自分をだましてしまう

そうした心理的メカニズムのすべてを否定的に見る必要はない。そうすることでしか、その子は気もちのバランスをとる術がなかったのであり、平穏に暮らすこともできなかった。だが、問題なのは、そうしたことが習慣化するなかで、**自分の気もちを二の次、三の次にして、相手の気もちを優先しすぎてしまうという回路が強力にできあがってしまう**ことである。

第三者から見れば、虐待と搾取を繰り返すだけの親やパートナーから離れられないでいる人の姿は、なんとも不可解であるが、その人には、それ以外の選択肢がないように感じられている。そこには、不安定な愛着ゆえの、強い見捨てられ不安があり、それに根差した依存欲求や一人では生きていけないという思い込みがある。

その状況を脱するためには、自分の気もちをもてるようになる必要があるのだが、まさにその点に困難があるのだ。

同じような境遇に育って、同じような目に遭っても、自分の気もちを感じ、それを表現することができた人では、トラウマを長引かせにくい傾向がある。逆に**トラウマ**

を受けやすく、長引かせやすい人は、なにも言わずにぐっと耐えてしまう人であり、反抗や反撃ができなかった人である。嫌なことには嫌と叫ぶことができれば、相手の顔に罵声を浴びせることができれば、身近な人に助けを求め、抗議の声を上げることができれば、トラウマのリスクを減らすことができる。

ところが、不幸にも、トラウマを抱えてしまった人は、自分の気もちを抑え込むことになれっこになっていることが多い。感情を吐き出すことも許されず、感じないことでしか、身を守る術がなかったのである。

安全な状況が確保され、これから回復のためにとり組みをはじめていくにあたって大事なのは、これまで抑えられてきたことを少しずつ表現し、吐き出すとともに、自分が連続性をもった存在であることの意味をとり戻せるように、少しずつ整理し、統合していく作業を行うことである。

だが、そもそも感じることさえも抑え込み、自分の気もちがなにかもわからなくなっている状態で、いきなりなにか深い思いを語ろうとしても、うまく言葉にならず、ただ混乱した感情だけが渦巻いて、方向性もなにも失ったまま、その混乱に呑み込まれてしまうことにもなりかねない。

最初の段階では、いきなり深いレベルから吐き出そうとするのではなく、まずは客観的な事実に沿って、話を進めていき、そのとき思い浮かんだことを、比較的あっさりと語るところでとどめておくのがいいだろう。それらは大地に開いた地割れかクレバスのようなもので、あまりのぞき込みすぎると、転落して大ケガをしかねない。

傷が深いほど、トラウマの本体に急いで入り込みすぎないほうがいいだろう。離れたところから眺め、感じたことを少しずつ言葉にしていく。

トラウマのある人は、自分の感覚を味わうのが苦手

自分とつながるためには、自分の感覚や気もちに注意を向け、それを感じ、言葉にすることが役に立つ。トラウマを受け、過敏さや回避が生じている人は、自分の感覚を味わうことができない。自分が感じることを大切にし、そこに丁寧に意識を向け、味わえる状態がマインドフルネスである。愛着トラウマや複雑性ＰＴＳＤがあると、このマインドフルネスの能力が損なわれ、失われている。

それゆえ、**自分をとり戻すための作業としても、マインドフルネスにとり組むことはとても役に立つ**し、心地よい経験ともなる。呼吸法とストレッチを組み合わせたよ

うなさまざまなエクササイズ、ヨガやピラティス、気功や太極拳、セルフコンパッション（自分を慈しみ、他人を思いやるように自分を大切に思うこと）などにとり組むことも役に立つだろう。

大事なのは、自分の体の感覚をありのままに感じることである。苦しさや突っ張る感じ、痛みやだるさ、また、心地よさや力が湧く感じ、といったさまざまな感覚を味わう。そこで**焦点を合わせるのは、思考でもなければ感情ですらない。感覚にフォーカスする**のである。考えや感情が襲ってきて、感覚への集中を邪魔しようとするだろうが、そのときは、呼吸に意識を戻したり、体の各部位に注意を向けて、思考や感情が行き去ってしまうままにする。

こうしたとり組みのなかで、身をもって学ぶ大切なことの一つは、心に起きるどんなことも、やがて通りすぎていくということだ。苦しさや不快さも、喜びや快感も、ずっと続くことはない。風に流される雲のように、どこかへと通りすぎていく。すべては波や流れのように変動と流転を繰り返し、とどまることはない。

体の感覚をとり戻し、味わうことで、いまこの瞬間を生きている自分に出会うことができる。とらわれた狭い考えや不快な感情の嵐から少しずつ自由になって、自分がここにあるということを感じられるようになる。

このような状態を少しずつもてるようになることが、愛着障害であれ複雑性ＰＴＳＤであれ、それに向き合い、克服していくための準備となる。

自分がなにを感じているかがわからなければ、それを言葉にしたり、整理していくことは難しい。ないがしろにされることの多かった、愛着障害や複雑性ＰＴＳＤに苦しむ人は、自分自身でさえ、自分をないがしろにし、置き去りにしてしまいがちだ。そこを変えていくことが、回復の出発点となる。

自分が日々感じていることを口にしたり、書き留めたり、表現したりするのもいいだろう。カウンセリングセッションのなかでマインドフルネスにとり組み、感じたこと、思い出したことを少しずつ言葉にしてみるのもいいだろう。そうした控えめなとり組みが最初の段階では大事である。

回避のパラドックス

苦痛や不快感は、逃れようとすればするほど、強まってしまうというパラドックスがある。だが、専門家でさえも、しばしば苦痛を訴えられると、それを減らし、そこから逃れるための手助けをしようとする。痛み止めや安定剤を増やすといったことも そうであるし、チャレンジすることよりも、マイナス面を避けることを優先したりする。

近年、国際的にも評価の高まる森田療法を創始した森田正馬《まさかつ》は、神経症を治したければ、病気を理由に自分のやるべきことから逃れるのではなく、神経症など放っておいて、自分のやるべきことに邁進《まいしん》することだと述べているが、このことは、トラウマやPTSDにおいても、ある程度、当てはまるだろう。神経症以上に、PTSDでは回避が必発であり、この回避が回復を妨げてしまう大きな要因となっている。

トラウマ的体験をした直後、ある程度の期間、トラウマの原因となった状況や関連したストレスを避けて、休息するということは意味がある。急性のストレス反応は、おおむね一か月以内に落ち着くことが多い。そのとき、本人のなかで、再チャレンジやリベンジの気もちが出てくることも多い。トラウマとなった出来事への怖さや回避したい気もちと、このまま回避しつづけることに納得がいかない思いが、心のなかで葛藤するようになる。

元に戻るか、回避しつづけるかという二者択一で考えてしまうと、どちらの選択をしても行きづまるリスクが増えることになる。二者択一ではなく、小さなステップに分割して、小さなチャレンジと成功を積み重ねていくことがうまくいく秘訣である。

そこで足を引っ張るのが完璧主義や自分の理想へのとらわれという視野狭窄である。回避しやすい人では、その傾向が見られやすい。ここを突破するためには、ありのままの自分、多少弱点があったり短所があったり、たくさん傷を抱えていたりするけれど、そんなパーフェクトにはほど遠い自分を受け入れ、プライドなどかなぐり捨てて、破れかぶれで生きていこうという開き直った思いが大事なのである。

かっこうをつけるのではなく、みっともないこともさらけ出せることのほうが強いのだと思えるようになったとき、逆転が起きるようになる。

自己開示の力

多くのプロフェッショナルは、専門的知識の鎧に身を固め、生身の自分自身をさらけ出すことは滅多にない。それはそれで意味があり、公私の区別なく、自分の話ばかりするようであっても困るのだが、傷ついて自分をさらけ出すことに極度に臆病になっている人にとって、鎧に身を固めたプロフェッショナルに、生身の自分をさらけ出すことは、よけいに困難だ。

話が深まらないのは、本人の警戒心や敏感さということもあるが、それを受け止める側の問題による部分も大きい。鎧を着たような相手に、心を許してデリケートな話をするのは、だれだって難しい。ましてや日常的に傷つけられるような思いを味わっている人にとっては、とくにそうだろう。

傷ついた人の心に寄り添い、自分の鎧をとり去るのが上手な人は、重要な瞬間において、自分自身の体験を語るという方法を使うことがある。相手が心を開こうとすることに、自分も自己開示することで応えようとする。あるいは、身をもって先に行うことで、相手の抵抗や恐れを軽くする。恥ずかしいはずのことやみっともないこと、みじめだと感じてしまうような体験を語る。

そういうことを語ってもいい。かっこいいことばかり話さなくていい。そういう体験を語ることは、してはいけないことではない。むしろそんなふうに自分の弱さや屈辱的な体験をありのままにさらけ出し、語ることは、その人の尊厳を傷つけたり貶めたりするというよりも、その人の強さや人間的なすばらしさを感じさせる行為なのだということ。みじめな体験や恥ずかしい体験をだれにも知られないように隠すことよりも、それを開示することは、なにか大切なものをとり戻す行為であるということを、身をもって示してくれるのである。

また、その人が傷つけられた体験に、職業的な立場というよりも、一人の人間として、あるいは、かつて同じように子どもだった存在として、その人が受けた不当な仕打ちを、個人的に憤《いきどお》ったり、そうした仕打ちを加えた人を心からなじったりすることも意味がある。専門家という立場を超えて、本人以上に怒ったり、悲しんだりするということもときには必要であり、そうすることが、自分のことなどだれも本気で考えてはくれないという自己否定にさいなまれている人を、少しでも救う。

専門家が普段は見せない、露《あらわ》な感情を見せることが、自分の苦しさがわずかなりとも理解されたという思いにつながる。これまで、そんなことは言ってはいけないし、言ってもどうせわかってもらえないとずっと堪えてきた感情を、ありのままに吐き出してもいいんだ、わかってもらえるんだと思えることが、大きな救いとなる。自分の気もちを押し殺すのではなく、言葉にして表すことにつながっていく。これは、不快な体験をしても、トラウマになることを防ぐよい方法であり、これまで蓄積されたトラウマを徐々に清算していくためにも、必要なことなのである。

4 愛着トラウマと結びついた認知を変える

問題に向き合い、本来の自分らしい生き方をしたいという思いが強くなった段階で、従来の方法では、これまで起きたことに向き合い、トラウマの本丸である親との関係や愛着トラウマ本体を扱うということになるのだが、愛着トラウマが強いケースや不安定な愛着がベースにある複雑性PTSDのケースでは、そうした方法では、かえって混乱や悪化を招きやすく、うまくいかないことも多い。

そうした状況を踏まえて、筆者が「両価型愛着スタイル改善プログラム」などの愛着プログラムで行っているのは、まず、愛着トラウマと結びついた認知の課題を扱うことである。

虐待や支配を受けてきたことにともなう認知の偏りやメンタライゼーションの課題をトレーニングして、客観視や問題を冷静に見る能力を高め、それによって、次の段階で、トラウマ本体を扱うための準備をするのである。この段階では、過去の出来事というよりも、いま起きている現在の出来事を中心に、そこに現れてくる認知の問題にとり組んでいく。日々のトラブルや不快な体験が教材となり、そのままトレーニングに役立つのである。

こうしたとり組みによって、事実と感情とをごちゃ混ぜにしてしまい、すぐ感情的な過剰反応に走ってしまうことが改善されていく。それが、怒り、悲しみ、恥、恐怖といった強い感情と結びついた体験の記憶に向き合い、それらを客観的に整理し、新たな意味のもとに統合する作業に必要な力を用意するのである。

愛着トラウマや複雑性PTSDの場合、この段階の下準備を丁寧にしておくことで、トラウマの処理が容易になる。

愛着障害や複雑性PTSDがあると、それらにともないやすい否定的な認知や対人不信のため、「自分も他者も当てにならない不完全な存在であり、どうせろくなことは起こらない」という悲観的な予測をもってしまう。頼っている存在に対してさえも、「期待外れだ」「裏切られた」と感じてしまう。少しでも意に反することがあると、貶したり責めたりしてしまうといった依存と攻撃のパターンに陥りやすい。

そうした自分の傾向をまずは客観的な事実として理解することが、自分や自分とかかわる相手とのあいだで起きている事態を、正確に把握することにつながる。

不適切な養育や不安定な愛着で、繰り返し与えられたダメージによって、安定した愛着のしくみが獲得されなかっただけでなく、その状況になんとか適応しようとするなかで身につけてしまった考え方や生き方が、自分も周囲も貶め、不幸にしているということ。自分はダメで劣った無価値な人間で、消えたほうがいいと、自分に言いつづけることは、同じことを自分に繰り返し言った親や周囲の人間に、いまも自分自身が支配されているのだということ。

そのことに気づくことが、回復には不可欠なのである。そのプロセスを省いて、一時的になにかの拍子に、気分が楽になったとしても、またなにかの拍子に元に戻ってしまう。

複雑性PTSDを含む愛着障害の克服には、認知的なレベルでの課題の理解がとても大切であり、逆に言えば、その部分にきちんととり組める人では、それだけで、あらかた落ち着いてしまうことも少なくない。

言語化や言語的な理解が苦手な場合や情動のコントロールが著しく困難な場合には、違ったアプローチが必要になるが、まずは有効性も裏づけられた認知的なアプローチから入っていくことをおすすめしたい。

あなたを縛る見えない縄をほどく

愛着の課題が厄介なのは、愛着の課題が、それに特有の認知・感情・行動の反応パターンと結びつき、修正に抵抗するからである。とくに陥りやすく、その人の人生を阻害している反応パターンとして、①二分法的思考と両価性、②傷ついた自己愛と自己否定、③自分と他者の問題の混同、④とらわれと「べき思考」、の四つについて述べておこう。

❶二分法的思考と両価性(アンビバレンス)

二分法的思考は、ゼロか百かになりやすい、両極端で短絡的な認知の仕方である。極端な反応には、二分法的思考がひそんでいることが多い。こうした認知は、養育者や周囲の存在から植えつけられたものであることが多いが、ASDのように発達障害があると、脳の機能的特性によって、二分法的思考になってしまう場合もある。発達と愛着の両方の要因が重なっている場合には、その傾向が非常に強まってしまう。

発達的な観点では、二分法的思考の源は、全体対象関係の獲得のつまずきにあると考えられる。

空腹のときにオッパイを与えてくれたり、おむつを替えてくれたり、眠いときに抱っこをして子守唄を歌ってくれたりといったほどよい世話を、ほどよいタイミングで受けるなかで、いつも世話をしてくれる存在との愛着が形成される。それによって、たとえ一時的にオッパイや世話が遅れたとしても、それを受け入れられるようになれば、その存在に対する信頼自体は安定したままである。こうして、期待外れな部分も受け入れた、揺るぎない関係を築いていくことができる。

ところが、与えられる世話があまりにも不安定だったり気まぐれだったりすると、信頼関係も不安定なものになり、裏切られたことへの怒りや放っておかれることへの過敏さを身につけてしまう。

その結果、全体的な信頼関係ではなく、満たされるか満たされないか、そのつどそのつどの不安定な関係しかもてなくなる。相手に対する評価や感情は、そのとき次第で、両極端に変動することになる。これが不安定な愛着に二分法的思考がともないやすい理由だと考えられる。

二分法的思考が色濃く残っていると、長年の努力によって築いてきた関係であろうと、一瞬で水の泡になってしまう危険をはらんでいる。それが他人に向かえば、些細な行き違いで、関係を切るということになるだろうし、自分に向かえば、破局的思考や全否定に走ってしまい、自殺企図に向かわせてしまうことになる。

二分法的思考は、友人関係やパートナーとの関係においても、子育てや仕事においても、多くの困難や諍いを生み出す元凶だとも言える。二分法的思考に陥ると、相手(あるいは自分)がすべて悪いということになるのだが、客観的に見れば、一部分しか見ていないということになる。

二分法的思考の改善は、愛着トラウマの克服においても重要な課題となる。

相反する気もちに苦しむ根底にあるもの

多くの悩みは、相反する気もちが葛藤することで起きる。たとえば、ある人に惹かれて、いっしょに暮らしたいと思う一方で、その人の経済状態や性格を考えると、将来をともにすることに不安を感じ、躊躇《ちゅうちょ》する思いもあり、つき合いつづけるか、早めに関係を清算して次の可能性を探すかというジレンマに陥る。そうした状況は身近にあるものだろう。はたしていっしょになるべきか別れるべきかという選択肢のあいだで、揺れつづけることになる。

こうした葛藤や悩みは、正しい決断をするうえで必要であり、そうした葛藤はむしろ健全なものである。しかし、こうした健全なレベルの葛藤とは違った両極性を抱えてしまう場合がある。

不安定な愛着や愛着トラウマが絡んだ場合、両極性は、おもに二つの現れ方をする。一つは、理想化とこき下ろしであり、それは、依存と攻撃と言い換えることもできる。最初のうちは、すべて理想的な最高の存在だと思って、賞賛と尊敬、愛情を感じて、いつもそばにいて頼ろうとするのだが、そのうち、意に反することが起きはじめ、それがあるラインを超えた瞬間、評価や気もちがすっかり逆転してしまい、激しい怒りや攻撃、嫌悪を示すようになり、ときには関係を終わらせてしまうという経過をたどる。

こうした対人関係のスタイルは、愛着の観点から言うと、不安型愛着スタイルのタイプで典型的に見られるが、その原型は、幼い子どもに見られる抵抗／両価型愛着だと考えられている。このタイプの愛着を示す子どもは、思うように愛情欲求を満たしてもらえないとき、母親を求めているのに、攻撃したり拒否したりという反応を示す。

もう一つは、恐れ・回避型という愛着スタイルに認められる両価性で、本当は親密で心を許し合う関係になりたいのだが、傷つくことが怖くて、相手に接近し心を開くことができず、殻を閉ざしてしまう。

不安型の場合には、恋愛や人づき合いはむしろ活発に行われるが、長つづきせず、嫌気がさして、別れてしまうということを繰り返しやすい。恐れ・回避型の場合には、恋愛や人づき合いに踏み出すことができず、孤独な人生となりがちだ。せっかく理想的とも言える相手から近寄ってきてくれても、どうせ相手を失望させ、嫌われるだろうと思い、そうなって傷つくことへの恐れから素っ気ない態度をとってしまう。

多くのケースでは、自分の愛着スタイルについて自覚し、自分がとらわれやすい思い込みに気づいて、それを客観視したり、相手の視点で考えたりできる能力であるメンタライゼーションを鍛えると、改善につなげることが可能だ。

視点の切り替えが難しい場合のアプローチ

しかし、そこに深刻な愛着トラウマや解離が絡んでいるケースでは、傷つけられたという思いにとらわれ、どうしても自分の視点を変えられない場合もある。

そうした場合、アプローチの方法として使えるのが、その人のなかにある、愛情欲求を満たしてもらえず愛着対象にしがみつこうとしたり、自分を置いてどこかに行ってしまうことに怒りや拒否で反撃したりする、幼く愛情に飢えた小鬼のような存在を、その人の部分人格（パーツ）として扱うやり方だ。

愛情に飢えた幼子の面とがまん強い大人の面をもっているという説明でもよいが、それだと、幼子の面をどうしても否定的に扱うことになる。なぜなら自分はれっきとした大人であり、未熟な面を出すことは、それと矛盾するからだ。人が、二面性や多面性をもつことは当然であり、それによってバランスをとっているのだと考えればいいのだが、人格というものは統合されたものという考えが強く、世間に見せている顔と異なる顔を見せることで、信頼できないとみなされたり、異常性を示しているように受けとられたりすることもある。

しかし、内的家族システムモデル（パーツ理論も含めて）や自我状態モデルにたつと、人格とは、それほど統合されたものではなく、さまざまな部分人格が寄り集まったもので、各部分人格は、まるで家族のように仲よくしていることもあれば、ぎくしゃくすることもあると考えられたり、あるいは、発達段階や適応の過程で必要となり生み出された人格が、そのまま残っていると説明されたりする。

　これらは、どれも仮説であり、科学的な理論というよりも説明のためのストーリーだとも言えるが、とても有用なストーリーである。そもそも、われわれが科学的と考えていることも、事実ともっとも齟齬《そご》のない説明のためのストーリーであり、それは、新たな事実や発見によって変化しつづけるものである。皮肉なことに、科学的にも言えることは、絶対の真実など存在しないということである。

　われわれに必要なのは、有用なストーリーである。そのストーリーが、われわれが人生を送る当面の何十年かでも、ほどほどに成り立てば、それは十分有用だし、それがある瞬間の自分にしか当てはまらないとしても、生き延びるために、少しだけでも楽になるのに役立つのであれば、有用なストーリーなのである。

　その意味で、これらのアプローチは、その理論が真実かどうかとは関係なく、少なくともある人たちにとって、有用なストーリーを提供してくれる。

　つまり**人格には、複数の部分人格が存在していて、そのなかの愛情に飢えた幼いパーツが、その子が傷ついたのと同じような状況に遭遇すると騒ぎ出す**のだという説明は、大人のあなたが、傷つくと幼い子どものようになってしまうのだと説明されるよりも、ずっと受け入れやすく、自分を客観視するのを助けてくれる。

強い解離をともなうケースでは、それは説明のためのストーリーというよりも、事実に近いわけだが、解離性障害とは言えないようなケースでも、子どものころに受けた心の傷を引きずって、過剰な感情の暴発（たとえば、些細な相手の言動で、見捨てられると思い込み、怒り狂う）が起きてしまう場合、そういう部分人格が怒りの暴走をはじめたと理解する。

これにより、その部分人格が抱えている問題を探ろうとしたり、その部分人格とほかの部分人格との関係を調整することで、和合をはかったり、その部分人格のはたした役割を認めて、それをねぎらうとともに、もういまは大丈夫だよと安心させ、その役割を卒業させたりするといった操作を行うことができる。それらの操作は、仮想の舞台で演じられるドラマのようなものであり、その部分人格は、深いレベルの癒しと救済を味わうとともに、バランスと安定が高まる。

筆者は、そこにさらに愛着アプローチを絡ませることで、より強力なアプローチになると考えている。つまり、愛情不足を抱える幼い子どもの部分人格への理解と思いやりを、治療者や本人がもつだけでなく、母親や父親、パートナーといった存在も共有することによって、対処やかかわり方が変わり、理解と癒しが進むのである。

たとえば、パートナーに対して、その些細な反応が、自分を見捨てようとしていると映ってしまい、パートナーに対して怒りが湧いて猛攻撃してしまうという反応に、手を焼いているという状況は、愛着トラウマを抱えたケースでは、非常に身近なものである。最初は愛情をもっていても、そうした状況が繰り返されるなかで、いっしょにやっていけないと感じ、別れに至ってしまうということも珍しくない。

傷ついた幼い部分人格が、愛情が少しでも脅かされる兆候に対して過剰反応してしまっているということがわかると、その行動に対する理解も、とる態度も変わってくる。いま目の前にいる大人の人格に対してではなく、いつも寂しかった幼子の部分人格に対して、語りかけるような反応が自然に出てくるようになる。

そして、「そんなふうにいつもびくびくして、心配しなければならなかったんだね」ということや、「でもいまはもう大丈夫だよ」ということを話すことができる。治療者やカウンセラーがそう語りかけることも効果があるのだが、たとえばパートナーが語りかけることは、場合によっては、もっと効果を生むのである。

❷ 自己否定を逆転させる

愛着トラウマを抱えている人には、しばしば非常に強固な自己否定がある。愛着トラウマによって傷つくのは、安心感や他者に対する信頼感だけでなく、自己の主体性や尊厳でもある。それは自己愛の損傷と呼ぶべき病理を生む。本来は大切なはずの自分の体や生命を傷つけてしまうことは、自己愛の障害としても理解することができる。

自己愛は、養育者から大切にされることによって育まれると考えられる。安定した愛着が育まれることで、健全な自己愛も育まれる。逆に、愛情や関心が不安定で、不足しがちなうえに、否定的な評価にばかりさらされて育てば、自己愛は委縮してしまう。愛着の重要な役割の一つとして、バランスのいい自己愛を育むということも含まれるだろう。

マーシャのように、客観的に見れば、優秀な能力と魅力的な容姿を備え、世間的には恵まれた環境で育っても、自分にまったく自信がなく、あれほど激しく自分を傷つけ、死のうとさえしたのは、自己愛の観点からいえば、傷つき、委縮した自己愛しか育めなかったということであり、そこには、マーシャが「非認証環境」と呼ぶものが影響したに違いない。

日々与えられる評価が否定的なニュアンスを含んだものである場合、自分は愛される価値のない、ダメな存在だという強い確信が植えつけられてしまうのである。

自らが強い自己否定に苦しみ、それを克服するための方法を編み出そうと誓いを立て、苦闘の末にその方法を確立したのが、ほかならぬマーシャである。彼女が確立した弁証法的行動療法の中核とも言える「認証」は、英語の原文では、ヴァリデーション validation である。ヴァリデーションとは、正しいという裏づけを与えるということである。たとえば、あなたのもつカードが有効なものだということを「認証」するのもヴァリデーションだ。

では、行動や認知、感情を認証するとはどういうことか。

たとえば、あるチャレンジをしたが、結果はうまくいかなかったとしよう。通常であれば、「悪い点を反省して、そこを改めなさい」というようなことを言ってしまいがちだが、自己否定の強い人にそれを言ってしまうと、「やっぱり自分はダメなんだ」と、自分のすべてを否定されたように受けとり、ますます自己否定を強め、自傷行為などに追い込むことになる。

それに対して、ヴァリデーションでは、「あなたは間違っていないよ」と肯定するのであるが、ただ口先だけで肯定するのではない。間違っていないことを裏づけるためには、背景や事情を理解する必要がある。そこのところを、しっかり受け止めたうえで、「そうした事情があるのなら、それは無理もないことだよ」「むしろよくやったよ」と、深いうなずきを与えるのだ。

ヴァリデーションは、いいところさがしということで、よく知られるようになり、いろいろな場面でとり入れられているが、表面的ないいところさがしをしても、心を動かすことはできない。

間違っている点を指摘されて、それを素直に改めようとする人は、幸福な人だと言える。傷ついた人ほど、そんなふうには反応できない。悪い点を指摘されると、それを受け止めるよりも先に、自分を否定されたとか、傷つけられたとか、笑われたといった感情的な反応が起きてしまい、自分の問題に向き合うことを一層困難にする。

うまくいかないことが起きて、それを責められたり否定されたりして、傷ついて、やはり自分はダメだと思い、さらにうまくいかなくなるという自己否定のサイクルを繰り返すことになりやすい。

ところが、悪いことが起きたとき、責めたり否定したりするのではなく、その意味を理解しようとし、そのうえで肯定的な意味を認めるとなにが起きるだろうか。まず起きる反応は、意外さと驚きである。そして、はじめてわかってもらえたという気もちになる。それによって、あとに続くはずだった自己否定の連鎖が、止まることになる。よくないことをして否定され、自分はダメだと思って、またよくないことをするという自己否定の連鎖が変化するのである。

③ 自分の問題と他者の問題の混同

もう一つ、しばしば困った事態を引き起こすのが、他人の問題を自分の問題として受け止めてしまう傾向だ。自分と他人の境界があいまいなのだ。これは、同じように自他の境界があいまいな親に育てられた影響による部分が大きいだろう。

自他の境界があいまいな人では、他人の問題が、その人にすぐ飛び火してしまうし、逆に、自分の問題なのに、相手の問題にすり替え、責めるといったことも起きやすい。本人はそれが自分の問題だということにさえ気づかない。

自他の境界の弱さは、メンタライゼーションの弱さとも直結していて、必要な配慮をするどころか、無関係なことに腹を立て、攻撃するということが起きやすい。要するに、やつ当たりが多くなるのだ。

たとえば、旅行に出かけて、昼間は楽しくすごしていたが、帰り道で渋滞に遭い、子どもがぐずりだしたとしよう。そんなとき、急に不機嫌になり、子どもを叱ったり、計画を立てた相手を責めたりしはじめる。挙句のはてには、「最初から行きたくなかった。家にいるほうがよかった」と全否定してしまう。

自他の境界が弱いと、子どもの不機嫌がその人にも伝染してしまい、ぐずっている子どもの気もちを汲みとるよりも、自分が責められているように感じたり、イライラした気分をだれかのせいにしたりしてしまう。自分の空腹や気分の問題が、相手の問題にすり替わってしまうのだ。認知心理学で、原因帰属の偏り《バイアス》と呼ばれる認知の歪みである。いつも理不尽なことで責められてきた人は、自分も同じように人を責めてしまいやすい。

こうしたことも、先に紹介したメンタライゼーションにフォーカスしたカウンセリングやトレーニングが有効である。

自他の境界があいまいな親は、子どもを自分の一部のように感じてしまうため、子どもの主体性に配慮することが難しい。当たり前のように子どもの領分を侵犯してしまうのだ。そうした状況が、複雑性トラウマを生みやすいことも、よく理解できるだろう。

それが当たり前の境遇で育った子どもは、自分の領分を侵されることを受け入れてしまいやすい。親以外の赤の他人に対しても、そうしたことが起きやすいのだ。その状況を変えていくためには、主体性を侵犯されることを放置しないということが必要である。まずは、「やめて」「嫌だ」「勝手に入ってくるな」と言えるようになることである。

いままで許していたことも、抗議の意をはっきりと示すことだ。いままで言いなりになっていた家族に反論したり、ぶつかったり、距離を置いたりすることも必要であるし、それが、しばしば自分自身とつながるきっかけとなり、状況を大きく変えることにもなる。

自分としっかりつながることができるようになったとき、他者との関係も変わってくる。自分にとってマイナスにしかならない輩《やから》との関係を終わらせることを躊躇したりすることはなくなり、本当につながりたい人とつながるようになる。

フラッシュバックで悩む四十代の男性の場合

Nさんは、四十代の男性だが、慢性的なうつと自己否定、過去の記憶のフラッシュバックに苦しんでいた。それと同時に、Nさんの行動で特徴的だったのは、明らかに自分にとって不利益だとわかっている相手とつき合い、その人の言いなりになってしまうことだった。

Nさんの父親は、事業を興して成功した人物で、Nさんのなかでは父親に認められたいという思いが強かったようだ。だが、父親のお気に入りは姉や弟のほうで、甘え上手で、社交の才のある姉や、学業優秀で、抜け目のない弟に比べると、評価されることはあまりなかった。

それでも、Nさんは、父親の会社に就職することを選んだ。しかし、社長の息子として優遇されるどころか、父親は通常以上に厳しい態度でNさんに接してくるのだった。社員の前で面罵《めんば》されることも一度や二度ではなかった。何度か辞めたいと思うこともあったが、父親に認められたいという一心で耐えたのだった。

下積みから努力して、三十代も終わりに近づくころ、海外部門を任されるようになっていた。大変な苦労の末、海外に販路を開拓し、売り上げも少しずつ上がってきていたが、父親の口からは、海外部門が業績の足を引っ張っているという、苦言しか出てこなかった。次第に、父親と路線をめぐって対立することが増えていったが、そんなとき、海外から撤退するという方針が、いきなり役員会で決まってしまった。

その衝撃は、何年もたったいまでも、思い出すと怒りで体が震えるほどだった。長年かかって築いた顧客との信頼関係もあったし、Nさんが、その仕事に全身全霊をかけて打ち込んでいることは、父親も知っているはずだった。

赤字からようやく脱する目途もつきはじめていたのに、どうしてそういう判断となったのか。そこには、姉や弟の存在が見え隠れするようにも思えた。Nさんが担当する事業が成功することを、快く思わない人たちがいて、父親になにか吹き込んだのではないか。だが、すべてはあとの祭りだった。

Nさんは、手掛けていた海外事業を、独立した会社として引き継ぐことで話をつけ、以来、父親の会社とも父親とも縁を切った。十五年間、父親とその会社のために尽くしたが、それが得られた報いであった。

独立した事業は、それなりに軌道に乗せることができたが、以前のように心から打ち込むことはなかった。半分意地と、半分生活のために続けているだけで、本当はなにもしたくないという気もちだった。

うつうつとしていたとき、いっしょに飲みにいくようになったのが、大学時代のサークルの先輩だったKである。Kは、昔からNさんのことを呼び捨てにして、いまだに先輩風を吹かせていたが、そうした遠慮のないところが、Nさんには、かえって気の置けない相手と感じられ、つき合う機会が多くなっていった。ただ、いまだにNさんの金回りがいいと思っているのか、先輩面している割には、Kが飲み代を払うと言ったことは一度もなく、Nさんが負担するのが当たり前になっていた。

ときどき金を貸してほしいと言われることもあり、小さな金額なので快く融通していたが、あるとき、百万円貸してほしいと言われて、さすがに即答は避けた。ところが、何度も電話がかかってきて、よほど困っているようだったので、仕方なく期限を決めて貸すことにした。

必ず返すとのことだったが、期限がきても一向にその気配はなく、仕方なく催促すると、適当な言い訳をするだけで、結局返済はない。ぱったり連絡も途絶え、心配していると、半年ほどして連絡があった。久しぶりに飲みにいかないかという誘いだった。そこで金も返してもらえるものと、半ば期待して出かけていくと、いつものように世間話をして盛り上がったあとで、「悪いな。まだ金のほうは都合がつかなくて」の、ひと言だけだった。仕方ないと思い、Nさんは、いつものように飲み代も払った。それからまた、何事もなかったように電話があって、飲みに誘われる。

いいように利用されているだけだという気もするが、相手に不快な思いをさせてまで、借金の催促をするのもどうかと思い、そのままになっている。

Nさんには、自分の都合よりも、相手の都合を優先してしまうところがあり、それは、父親の顔色に支配されるなかで身についたもののようだったが、そうした行動をする必要もない相手にまでいい顔を見せてしまい、本来の対等な人間関係を築くことができなくなっていた。

筆者は、Kとの関係を切ることが、人生を変えていく一つのきっかけになると伝えたが、Nさんは、なかなか踏み切れないようだった。「お父さんの顔色をうかがって、必死にお父さんを喜ばせようとしていましたよね。その先輩にも同じことをしないといけませんか」と尋ねると、「確かに、見捨てられることを怖がっているのかもしれない」と答えた。「お父さんに捨てられまいと、一生懸命尽くして、なにかいいことがありましたか」と尋ねると、Nさんは、ゆっくり首を横に振った。

その次にやってきたとき、Nさんは、Kとの関係をきっぱり終わりにしたことを告げた。百万円は、授業料だと思うことにしたという。長く続いたうつ状態が終わって、晴れやかな顔を見せるようになったのは、それからである。

❹ とらわれと「べき思考」

最後に、愛着トラウマだけでなく、軽度な発達の課題がある人でも、しばしば認められ、生活の大きな困難をもたらす、とらわれと「べき思考」について見ていこう。

多くの人は、自分のルールというものをもっている。それは必要なことだし、尊重されるべきことだが、問題は、人がもつルールは、一人一人違っているという点だ。つまり、人とかかわるとき、ルールとルールのぶつかり合いが生じやすくなる。

発達特性が強い場合、公的な場であろうと、自分のルールを曲げることが非常に難しい。ルールをめぐって、諍いやトラブルを繰り返すことも多く、そうしているうちに、次第に居づらくなって辞めてしまうということにもなりやすい。

多くの人は、外で他人とかかわるときには、自分のルールを相手に押しつけないように注意を払っている。ただ、身内の関係になればなるほど、その人のルールが色濃く出るようになり、それに従うことを周囲にも期待するようになる。

たとえば、チームの単なる一員として働いていたときは、面倒見のいい親切な人だと思っていたが、リーダーになって仕切るようになると、細かいことまで口出しして、部下がやりにくくなるということも起きる。遠距離恋愛をしていて、たまに会うだけのときは、とても感じのいい人に思えたが、いっしょに暮らしはじめると、食器の洗い方やキャベツの刻み方にまで注文をつけられ、息がつまるということも起きる。

さらに、問題がもっと深刻になりやすいのは、子どもに対してだ。小さな子どもは、パートナーよりも思い通りになるし、その気になれば、いくらでも支配できてしまう。自分の理想を子どもに期待し、過度な負担をかけてしまうということも起きやすい。自分の期待や理想と違うと感情的に叱り、ときには手が出てしまう。子どもに対して、自分のルールや価値観を押しつけることは、虐待にもつながりやすい。

これは絶対正しい、これがいちばん大事だと思っていることは、だれにでもあることだろう。だが、それは客観的に見れば、単なるとらわれにすぎないことが多い。正しいことの基準は、人それぞれで違う。もちろん人間として守らなければならないことはあるだろうが、それさえも、所属する社会や状況によってルールはかなり違う。極論すれば、こうでなければならないことなど一つもないのである。

ましてや、身近な存在といつももめているようなことは、自分が一方的に期待しているルールにすぎない。

全体主義的な支配とは、ルールを押しつけることにほかならないことを思い出してほしい。だれだって、強制収容所の看守のようにはなりたくないはずだ。だが、強制収容所の看守たちの多くは、自分たちは正しいことをやっていると思っていたのだ。

自分のなかの固定観念やとらわれに気づくのには、勇気がいる。自分にとっては、それが当たり前で、それをないがしろにすることは許せないと思ってしまうだろう。だが、そこに落とし穴があるのである。

家庭を強制収容所ではなく、安全基地にするためには、自分のルールではなく、その子（人）の主体性を尊重することである。自分のルールにとらわれないことで、みんながもっと幸福になれるとしたら、あなたはどうするだろう。

5 身体症状やパニックをコントロールする

トラウマを受けた状態では、過覚醒症状により、神経過敏が慢性的に続くことになる。そこで起きやすいのは睡眠障害や昼夜のリズムの乱れである。

交感神経の興奮が強まり、いわゆる闘争か逃走かという状態が続くと、動悸や吐き気を生じたり、便秘や下痢になりやすかったり、過緊張から末梢の循環不全による冷え性、肩こり、頭痛などに悩まされたりする。背側迷走神経が過剰に働いて、シャットダウンが起きることもある。

こうした自律神経の反応は勝手に起きてしまうため、不安を強めることになる。不安がさらに交感神経を緊張させるという悪循環に陥ると、パニックを引き起こすことになる。また、愛着障害やＰＴＳＤを抱えた人では、免疫系や内分泌系などにも影響が及び、体調不良になりやすい。

愛着トラウマや複雑性ＰＴＳＤを抱えた人が、日々格闘しなければならない困難には、トラウマと関連した心理的な問題の以前に、睡眠障害や自律神経失調、パニック発作、体調不良などによる身体面の困難が少なくない。体調が安定して、生活もいいリズムで回るようにならないと、トラウマを克服するという困難な課題にとり組むことも難しい。したがって、生活リズムや体調面の安定、パニック発作への対処など自律神経系のコントロールは意外に優先度の高い課題なのである。

もちろん、そこにはトラウマの影響による過覚醒症状やフラッシュバックがかかわることも多く、その部分の改善も必要なのだが、意外に多くのケースで見られることは、トラウマの問題が軽減してきているにもかかわらず、自律神経の乱れや体調不良が長引き、それによって、生活が著しく狭められているという状況である。

逆に、トラウマを抱えていても、それほど機能低下を起こさずに生活できるようになると、復活のための行動もとりやすくなる。その意味で、睡眠の安定や自律神経をコントロールすることは重要である。

睡眠の安定にも自律神経機能の改善にも、とても重要なのは、運動や生活習慣である。どういう運動や生活の仕方が、睡眠の改善や自律神経強化に役立つかについては、前著『発達障害「グレーゾーン」生き方レッスン』で詳しく述べてあるので、そちらを参照いただきたい。ここでは、トラウマを抱えた人の多くが苦しむパニック発作のコントロールについて述べておこう。

パニック発作をコントロールする

まずは、動悸や過呼吸などのパニック発作が生じるメカニズムを知ることが大事である。自律神経のもともとのしくみでは、たとえば心拍数（呼吸数）が増えると、それを抑えようとするしくみが自動的に働く。

ところが、動悸（過呼吸）によるパニック発作を経験した人は、自分ではコントロールできないという恐怖と、またその状態に陥るのではないかという予期不安が結びつき、些細な体の兆候にも極度に過敏になる。少しでも胸のあたりに、いつもと違う感覚を覚えると、それがまったく正常な変動範囲の出来事だとしても、発作の兆候ではないかと疑心暗鬼にかられる。また発作がくるという予期不安がオーバーシュートし、交感神経がよけいに興奮し、動悸（過呼吸）を促進してしまう。

放っておけば、自然なネガティブフィードバックのしくみにより、落ち着いていくのだが、そこで過剰反応し、慌ててしまうことで、本当に恐れていることを引き起こしてしまう。恐れが現実になることで、ますます恐れるという悪循環に陥り、そうなると、日々の生活から安心感が失われ、たえずびくびくするようになり、活動も狭められていく。

悪循環を防ぎ、またそこから脱するために必要になるのは、自分で対処できる、制御できるというコントロール感覚をとり戻すことである。コントロールできないことが怖いのであり、対処法があれば、その怖さは減っていく。

基本的には、交感神経の過剰な興奮を抑え、それと対抗してくれる副交感神経の働きを促すような行為や方法を行うことである。もっとも身近でできることは、水などを飲むことやトイレに行くことが挙げられる。手元に水がないという場合もあるだろう。その場合は、飴玉をなめるとか、唾を飲むだけでも、落ち着くのを助ける。たとえば、ＭＲＩの撮影といった閉所に拘束されるのが苦手な人がいるが、もちろん途中で水を飲むことなどできない。しかし、苦しさを感じたら、唾液を飲むことで、気分が楽になり、パニックを防ぐことに役立つ。

氷を水筒などに入れておいて、氷をガリガリ噛んだり、溶けた水を飲み込むといった方法も役立つ。この方法はイライラしたときの対処行動としても使える。

もう少し専門的な方法として活用できるものに、眼球心臓反射を応用したものがある。眼球を圧迫したり、遠近の調整にかかわる目の筋肉を使うと、副交感神経が刺激されて、心拍数が抑えられる。眼球を圧迫するのは、眼圧に有害な場合もあるのでおすすめしないが、眼筋を使う方法は安全に行うことができる。

顔の前に指を立て、指先とその向こうの遠くの景色に交互に焦点を合わせるのを、2秒間隔で2分ほど繰り返す。これは、「視覚コンバージェンス療法」と呼ばれる治療法でもあり、パニック障害の改善に有効とされている。

専門的な治療にもよくとり入れられるのは、呼吸法である。息を吐くとき、副交感神経が刺激され、脈拍もゆっくりになる。したがって、息を吐くのを丁寧に、ゆっくり時間をかけることがポイントになる。

吸うときは、短く鼻から吸って、七〜十秒かけてゆっくり吐く。吐き終えたときと吸い終えたときに、軽く息を止める。そうすることで、せわしなく呼吸するのではなく、ゆったりと呼吸するリズムをつくる。呼吸だけでもいいが、さらに軽いストレッチを加え、息を吐きながら、筋肉を弛緩させることで、リラックス効果がさらに増す。

近年では、呼吸とストレッチを合わせた呼吸筋トレーニングが、美しく無理なく痩せられるダイエット法としても注目されている。腹筋のような外表の骨格筋を鍛えても、なかなかお腹が凹まないということは、多くの人が経験していると思うが、呼吸筋といった内在筋（インナーマッスル）を鍛えると、お腹が凹みやすいだけでなく、姿勢がよくなり、疲れにくくなるなどのメリットが多い。

また、広く普及している方法で、不安や自律神経のコントロールだけでなく、トラウマケアにも欠かせない手段の一つとなっているのが、マインドフルネスである。

目を閉じて、呼吸や体の感覚に集中しながら、注意を向ける領域を少しずつ移動させていく。呼吸→足→ひざ→太もも、という具合に注意を向ける部位を変えていく。そして、不安な感じや息苦しさがより強く感じられたり、それと結びつきが強い部位にとくに注意を向ける。たとえば、喉のあたりがとくに重苦しく感じるのであれば、そこに注意を向け、感じつづけることで、はじめ感じられた喉のつかえや息苦しさが段々と薄らいでいく。指導してくれる人がいるときは、その感じを実況中継するように、言葉にして伝えていくという方法もある。

苦しさが強い場合、呼吸やほかの感覚のほうに注意を戻し、両者を行きつ戻りつする。いちばん楽に感じられるところに注目してもよい。その心地よい感じや楽な感じについても、思い浮かぶことを話すことで、ポジティブな感情や認知を強化することができる。その状態で、苦しいときのことを話すことにより、感じられ方が変わっていく。

二つの状態への注意（この場合であれば、心地よい体の感覚と苦しい体験の記憶）を同時にキープするという方法は、トラウマ治療ではよく用いられるものだ。

本人にとって安心感や居心地のよさが高まる感覚やイメージ、記憶などは、トラウマ治療の領域では、リソース（資源）と呼ばれ、トラウマにともなう強い恐怖や抵抗を突破するための足掛かりとして活用される。

さらに究極の方法は、トンネル恐怖症を克服したマーシャが用いた対処スキル、つまりアクセプタンス（受容）である。トンネルを怖がるのは、トンネルが崩落して、車のなかに閉じ込められるだけでなく、車が火災になって焼け死ぬという最悪の事態を恐れているからである。それに対するもっとも有効な対処法は、逃れようのない事態を受け入れること、じたばたせずに諦めて自分の運命に従うこと。

この方法は、森田正馬の森田療法の考え方に通じる。森田療法では、パニック発作を引き起こす不安の根底には、生きたいという本能ゆえに死を恐れる気もちがあるとする。死を恐れることは自然であるとして、それと戦うよりも、その不安をありのままに受け入れよという。そうすることで、不安はむしろ消えていく。その極意は同じなのである。

6 フラッシュバックと情動反応をコントロールする

トラウマをともなった状態で必発するのは、フラッシュバックである。フラッシュバックにも、興奮や衝動行為、解離などをともなう激しいものから、過去の記憶がよみがえってきて、動作が止まってしまうタイプのものまで、さまざまである。

フラッシュバックが起きていることに本人もまわりも気づかず、ただ自傷行為や衝動行為、怒りや感情の暴発といった外面的な行動にだけ目が行き、問題行動が起きたと見られてしまうことも少なくない。周囲からは、ただぼんやりしているように見えるだけの場合もあるが、フラッシュバックが増えると、肝心なことへの集中が邪魔されるため、学業でも仕事でもパフォーマンスの低下につながる。

フラッシュバックは、映画でも見ているようにその光景がよみがえり、そこにあまり強い情動をともなわない場合もあるが、愛着トラウマのフラッシュバックでは、強い情動に彩られていることがほとんどで、怒りや悲しみ、見捨てられ抑うつや自己否定、自分を責める気もちや恥の感情などが多い。

自傷行為や「発作」にひそむフラッシュバックの場合

二十歳の女性は、中学生のころから自傷行為を繰り返していたが、リストカットをするときに、二通りの状況があることに気づいた。一つは、切りたくて仕方がなくなる場合で、ストレスやイラっとすることが重なったときにそういう状態になり、切るとすっきりするのだという。もう一つは、いまは別に暮らしている父親からの暴言や父親が母親に暴力をふるっている光景を思い出したとき、中学生のころのイジメられていた記憶がよみがえってきたときだという。

この女性の場合、フラッシュバックにともなう自己否定や恥の感情に対して行われる自傷行為と、自傷行為自体が自己目的化した場合があると思われる。

高校生の少女が、頻繁に興奮し、暴れて部屋のものを壊したり、壁に頭をぶつけたりする「発作」を繰り返すようになった。教師の母親は仕事に忙しく、少女がお祖母ちゃん子であったこともあり、もともとかかわりが乏しかった。それに対して、下の弟には、母親はやさしく接し、少女が母親に露骨に反発を示すようになってからは、母親はほとんど少女を目の敵にして叱責することが当たり前になっていた。

少女自身、最初はよく覚えていないという言い方をしていたため「解離」が起きているのではないかと考えられたが、そのうち、少女は「発作」が起きたときの状況を話すようになった。

弟と母親が隣の部屋で笑いながら話をしている声が聞こえてきて、気にしないでいようとしたが、むしゃくしゃしているうちに、小学生のときのことが急によみがえってきたという。用意されたおやつがあったので食べてしまったら、母親からそれは、弟のぶんだと言われたのだ。怒りと恥ずかしさと、自分は愛されていないという思いが込み上げてきて、気もちを抑えられなくなったという。このケースのように、フラッシュバックなのか、解離が起きているのか、紛らわしい場合もある。

複雑性ＰＴＳＤのフラッシュバックでは、愛着不安（見捨てられ不安）を掻き立てる周囲の否定的な反応がトリガーとなることが多い。それゆえ、周囲の安全基地機能を高めることが、もっとも効果的な改善法である。逆にどんな治療を施したところで、その部分が守られず、周囲の否定的な評価や冷たい反応にさらされていたのでは、よくなるどころか悪化してしまう。

実際、前述の二つのケースも、前者では、母親に働きかけて、共感的で肯定的なかかわりを増やすことによって、後者では、母親から離れて祖母宅で暮らすことで、フラッシュバックはまったく起きなくなった。

だが、理解が得られず、本人の安心が守られない場合には、症状が反復しやすい。特定の出来事が繰り返しフラッシュバックする場合には、その出来事を想起し、言語化して再体験し、共感的に受容したうえで、無害なものに、または肯定的に意味づけし直すことで、多くは改善する。恐怖や戦慄をともなっている場合は、それは、過去に起きた出来事の記憶にすぎず、「いまは大丈夫」だとやさしく言い聞かせ、安心させるとともに、安全な現在のことに注意を引き戻す。

愛着トラウマや複雑性PTSDのフラッシュバックでは、見捨てられ抑うつや恥の感情、怒りの情動（処理されていない強い感情）をともなうことも多い。そうした情動を、意識化して言語化し、理解を深めることで、次第にその情動に呑み込まれなくなり、対処が容易になっていく。

症状が激しく、生活への支障が大きい場合やトラウマ性精神病の状態に陥っている場合は、薬物療法が必要である。精神安定剤や気分安定薬、ＳＳＲＩ（選択的セロトニン再とり込み阻害薬）などの一部は有効性が知られている。専門医に相談していただきたい。

情動反応への対処

また、フラッシュバックだけに限らず、愛着トラウマや複雑性ＰＴＳＤでは、些細なきっかけで強い情動反応が起きやすい。それは、正確にはフラッシュバックではないが、過去の状況が現在の状況に重なり、再現してしまっているという点で、似たことが起きている。

フラッシュバックでは、過去の場面がいま目の前で起きているように感じられるのに対して、トラウマ状況の再現では、たとえば、パートナーが冗談で「バカだな」と言ったひと言が、親からいつも言われていた言葉と重なってしまい、強い怒りにとらわれてしまう。見捨てられることに敏感な人では、恋人がほかの異性の写真を見ただけて、怒りが込み上げて、いきなり相手を殴ってしまうということも起きる。

目の前の無関係な存在に、過去のトラウマ状況に対する怒りやイライラ、不機嫌をぶつけてしまったり、それを紛らわそうと自傷行為や破壊的な行動に走ったりすることも多い。

最初の引き金は、自分をないがしろにした些細な言葉や意に反する反応であったりするが、それによって過去のトラウマ状況が再現してしまい、扁桃体の過剰反応が起きて、前頭前野が乗っとられてしまう。自分では、わけがわからないうちに、衝動行為や攻撃、混乱やパニック、自傷やＯＤ（オーバードーズ）、過量飲酒を引き起こすこともある。

こうした場合には、まずは安全を確保したうえで、認証戦略により、そうした行動にもなにか意味があるはずだという視点で、肯定的に受け止めながら背景を掘り下げて、理解を深めていくことが大事である。

回復の第一歩は、悪い反応の引き金を引いている自分のなかの感情に気づくことである。愛されるどころか傷つけられたことに対する悲しみや恥ずかしさ、見捨てられたことに対する絶望や、自分がよりどころを失い、バラバラになるような恐怖といった感情を言葉にする。

それまで無自覚だった自分のなかの傷ついた部分やそれが引き起こす情動反応（こ

の場合は怒りの反応）を自覚するとともに、押しやられていた気もちを吐き出して処理していくが、その感情の沼に呑み込まれるのではなく、その沼を小高いところから見下ろしている感じを目指す。客観的になにが起きているかを、冷静に見れるようになること、そしてそのための整理が大事なのである。

その感情を抱えながら、それに圧倒されなくなれば、混乱やパニックに陥ることもなくなる。たとえ記憶がフラッシュバックしても、それは単なる回想であり、もはやその人を根底から揺さぶり震撼させることはない。

強い情動的記憶や反応と結びついたトラウマ場面を言語化して整理することを繰り返すことで、それに耐えられるようになる。その場合、一気にすべてを吐き出そうとするのではなく、少しずつ語りながら、安全に処理していくことも大事である。それをいっしょに受け止めてくれる存在に、起きた出来事だけでなく、そのとき感じた思いを語っていく。

それにともなって、自分を責める感情や恥じる感情も湧いてくるだろう。自分を支えてくれていた存在、自分のよりどころだった存在が失われる恐怖や悲しみが押し寄せてくるだろう。そうした理不尽なことが自分の身に起きたことへの怒りや、それを手伝った周囲に対する許せない気もちといったものが噴出するに違いない。

そうした感情を丁寧に一つ一つ受け止め、その人が置かれてきた背景や状況から、それがどれほど困難でつらいものであったかを、その人の身になってありありと理解し、深く共感し、そう思うことは当然であり、気もちを抑えてこれまで耐えてきたことにいたわりを向けながら、その悲しみと傷ついた思いをわかち合うというプロセスがとても重要になる。過去に入り込みすぎてしまいそうになったときは、現在の関心や安心できることに話題を戻して、あくまですぎ去った過去の話をしているので、いまは安全だということを再確認する。

ただ、愛着トラウマの場合は現在進行形のことも多い。そこで大事なのは、親に従わざるを得なかった子どものころの状況と、自分の人生を自分で選択できるいまは違うのだということを、改めて指摘することだ。そうしたプロセスを繰り返すなかで、トラウマとなった出来事が、自分のなかに引き起こしていた反応を、少しずつ客観視できるようになる。

たとえば、恥の感情が、自分を自傷行為や紛らわしの行動に走らせていたことに気づく。しかし、恥の感情とは、愛してくれなかった親や、心ない周囲の人から不当に与えられた否定的な評価や扱いに由来していることが多い。わが子なのに愛してもくれなかった、人間的にも欠陥のある人たちから植えつけられた不当な評価に縛られつづけていることほど、理不尽なことはない。そのことが腹立たしく思えるようになったとき、その呪縛は少しずつ解けはじめる。自分を責めたり自分を恥じたりする必要はみじんもないということ、不当なことをしたのはあの人たちのほうだということを、怒りの感情とともに、はっきり認識することがとても重要なのである。

さらに、愛着トラウマが引き起こす反応によって、パートナーや支えてくれている人はどういう思いになるか、このままではこの先なにが起きてしまうのかを、客観的に見ていく。これがメンタライゼーションのとり組みであり、そうすることで、自分が愛着トラウマに操られるままに行動していたのでは、自分はさらに愛する人を失って、愛着トラウマを積み重ねてしまうことに気づいていく。こうしたアプローチにより、多くのケースは改善する。

こうしたケースでは、傷ついた幼い子どもの部分人格がかかわっていることが多い。軽度な解離をともなうような場合には、感覚やイメージを活用したアプローチや部分人格を扱うアプローチを組み合わせてもいいだろう。

行動を縛る二つの情動「恥」の感情と「恐れ」の感情

恥の感情は、自分を責め、あざ笑い、罵倒する内的な言葉や声をともないやすい。エリク・エリクソンは、**「恥の感情は、自分自身に向けられた非難である」**と述べているが、愛着トラウマを抱えた人の多くが、自己非難に日々苦しんでいる。

それは、親がその人に向けた非難に対して感じた、自分を否定する気もちに由来することが多い。どんな理不尽な非難であろうと、幼い子どもは親に逆らえず、親から頭ごなしに否定される自分を情けなく思うしかない。その情けなく思う気もちが、大人になったあとも、自分を支配しつづけている。

自分なんかどうせ愛されないという思い、それでも愛を求めようとし、拒否されたりあざけられたりしたことへの恥ずかしさで身を焼かれるように感じるのだ。

その支配から自由になるためには、親から受けた非難や不当な仕打ちに対して、抗議し、やり返す必要がある。ところが、支配的な倫理観では、親に逆らう子は「悪い子」とされ、どんなに不当な仕打ちであろうと、それに反論したり反抗したりすることを抑え込んでしまう。そのため、いつまでも放出されない怒りはわだかまり、親ではなく、情けない自分を責める感情や恥の感情となって居座りつづけるのである。

そして、恥の感情は、新たな出会いや親密な関係を妨げる。チャレンジすることも、「どうせ失敗して、恥をかくだけだからやめておけ」という心の声によって足を引っ張られる。

恥の感情は、いくつかの体験が積み重なって強化されている。それを一つ一つ手繰《たぐ》りながら、丁寧に受け止める作業が必要だ。そのうえで、そうしたことがあったのなら、そうした感情をもつのも当然だと肯定したうえで、しかし、「このままの状況を続けていって、後悔はありませんか」と本人の気もちに問いを投げかける。それによって主体的変化を引き出していく。

恥の感情は、自ら行動するなかで、現実の他者は、思い込んでいたよりももっと親切でやさしく、人生を広げてくれるということを体験的に学ぶことによって、最終的に克服される。行動がトラウマを成仏させるのである。

恥の感情とともに、その人を縛っているのが、恐れの感情である。**生物学的にもっとも強い感情は、恐怖**である。恐怖によって人は支配されやすい。一度恐怖を感じた対象に対して、それがどれほどくだらない、人間として最低の存在であっても、その意向や顔色に、いつのまにか支配されてしまうのである。恐怖をともなうとき、抗うことは難しくなる。

恐怖をのりこえる、もっとも手っとり早く効果的な方法は、反撃であり、自分を虐げてきた相手を屈服させることである。「悪かった」と、許しを請わせることである。恐怖していた相手が、自分のほうを恐怖していると知ることは、すべての傷をつぐなうことはできないにしろ、溜飲《りゅういん》を下げ、傷つけられつづけてきた自己肯定感をとり戻すきっかけとなる。

クリントン元アメリカ大統領は、十六歳のとき、暴力で自分や母親を支配してきた義父に反撃し、腕力ではもはや息子に勝てないと悟った義父は、家から出ていった。恐怖してきた相手を、恐怖させ、追い払うことで、クリントンは虐待のトラウマをはねのけたのである。もっともその後、母親は義父とよりを戻してしまったのだが、明らかにそのときを境に、クリントンは生き方を変え、自信をとり戻しただけでなく、社会や政治を変えていこうとする道へ歩み出す。

自分を縛っている恥の感情や恐れの感情を自覚し、そこから解放されるとき、トラウマは、自分を支配し痛めつづけている重荷ではなくなり、むしろ、過酷で不当な相手を退治した勝利の歴史となる。退治し、降参させただけでなく、それを哀れな存在として許したとき、克服のプロセスは完成する。

その重要なステップとなるのが、虐げてきた存在から植えつけられた恥の感情、そして恐れの感情を自覚し、それと対決することである。

7 自分になにが起きたかを客観的に理解する

最初のうちの語りは、混乱していたり、断片的なものであったり、まだ整理がついていない。最終的に目指すべきは、なにが起きたか、起きているかを客観的に整理し、その意味を理解することである。この段階には、浅い理解から深い理解まで、幅広い段階があると言える。自分の視点を超えて、大きな視点での客観的な理解にたどり着いたとき、トラウマはもはやトラウマではなくなっているだろう。

この段階で、まず助けになるのは、愛着トラウマや複雑性PTSDについて、一般的な説明として学ぶことである。そうしたとり組みを「心理教育」という。本書のような本で、なにが起きているか、どう対処していけばいいかを学ぶことも心理教育である。心理教育は、自分に起きたことを整理するための座標軸や枠組みを与えてくれる。それによって、主観的な体験だったものを、客観的に理解できるようになる。起きていることに名前が与えられるだけでも、対処は容易になる。名前もない得体のしれないものと戦うことほど、困難なことはないからだ。

愛着障害や複雑性ＰＴＳＤでは、心理教育の役割は大きく、かつ効果的である。きちんと心理教育を行うだけで、かなり落ち着く人も少なくない。まず、自分の身になにが起きているのかを、専門家の助けを借りながら整理し、理解を深めていくと、地図もなく旅をしていた五里霧中の状態から、いまどこにいて、どこに向かって進んでいけばいいのかがわかるので、その困難さや不安は、大幅に減ることになる。

気もちの吐き出しと客観的な視点

親を過度に理想化しているような場合や、心理的支配を受けていたような場合には、その支配が解けたとき、親に対して反発や距離を置きたいという気もちが生じることは自然であり、必要な反応でもある。だが、恨みや憎しみばかりが十年以上も続いてしまうという状況は、マイナス面もある。大事なのは、客観的な視点をもって振り返れるようになるということである。過度の理想化も過度に否定的に見ることも、客観的な事実とは違っていることが多い。

そうならないためには、トラウマとなった出来事にばかりフォーカスしすぎるのではなく、その前後の状況やよかった体験、助けられた体験にも、公平に注意を向ける必要がある。そうした体験が語られることが、回復への転換点となることも多い。

母親の借金を背負い長年苦しんだFさんのその後

母親の借金を背負い、長年苦しんだFさんは、家庭がおかしくなり、学校でも孤立が深まっていた高校時代の記憶がフラッシュバックするたびに、気もちが沈みイライラすることを繰り返していた。

父親がうつになって働けなくなり、母親は自分の店を切り盛りすることに必死で、父親との溝は深まるばかりだった。険悪な空気のなか、ときどき起きる激しい諍い。そんな家庭が嫌でたまらなかったにもかかわらず、学校にも誰一人話せる友人がおらず、学校を休みがちになっていた。勉強のことや学校のことで父親になにか言われるたびに、自分は仕事にも行っていないくせにと反発を覚えた。

嫌なことしか思い出さなかったが、あるときFさんは、一人の同級生のことを思い出した。高校三年も終わり近くになったときのことだった。Fさんは、出席日数がぎりぎりのうえに、体育実技の欠席が多く、長距離走への参加がまったく足りていなかった。走るたびに記録をとることを十回行う必要があったのだが、一、二回しか参加できていなかったのだ。だが、記録をとるとなると、一人ではどうにもならないことだった。

卒業を諦めるしかないと思いかけていたとき、一人の同級生が、タイムを計るから走れと言ってきた。それまで、とくに親しくしたことも、ほとんど口をきいたこともない生徒だった。Fさんは、とまどいながらも、親切な申し出にすがるしかなかった。彼は、長時間、それも何日もつき合ってくれて、タイムを計ってくれた。

すると、Fさんのなかの記憶がつながり、別のことを思い出した。高三のときの担任の先生のことだ。学校を休みがちになったFさんに、休むと必ず電話をかけてくれた。あのときは、うっとうしいと思っていたけれど、あの先生の助けがなかったら、たぶん中退していたと思う。家のこともなにも話さなかったけれど、高校だけは出ておけと、言いつづけてくれた。もしかしたら、あの先生が同級生に頼んでくれたのかもしれない。「いまは感謝したい気もちです」と、Fさんはしんみりと語った。だれも助けになってくれず、悪いことだらけのように思えていたつらい時期だったが、Fさんは、自分を助けてくれた人もいたのだと、自分のなかの悲観的な見方を少し修正することができたのだ。

Fさんは、同業者の集まりにも積極的に出かけていくようになり、人と会ってみると、意外にみんな親切で、自分のようなものも受け入れてくれると、うれしそうに語るようになった。

トラウマをのりこえた状態とは

がまんしつづけていた思いを吐き出すことは、一時的に動揺したとしても、大きな意味がある。しかし、そこにどっぷりつかってしまうことは、現実におけるバランス感覚、方向感覚を失わせ、トラウマの迷路にはまってしまう危険がある。それは、ときに出口のない迷路となってしまう。真っ暗闇の森に、奥深く踏み入ってしまい、道に迷うようなものである。暗闇の森をいくらさまよっても、ただ時間と体力を消耗するだけで、克服には役立たない。

なぜなら、克服するということは、そのことにとらわれずに、本来の自分の進むべき方向に向かって、前に進めるようになることだからだ。暗闇の森に迷い込んでしまったら、全体はおろか自分がどこにいるのかもわからなくなってしまう。

克服した状態というのは、小高い丘からその森全体を見下ろせるようになった状態に近い。自分の進むべきところに向かって、さらに進んでいくと、森はだんだん小さくなっていく。その森で起きたことも、小さく感じられていく。それでいいのだ。そこにとらわれ、迷いつづけ、人生を浪費することのダメージが、トラウマ自体のダメージより大きくなってしまうこともある。

　傷つきたくないと思い、傷つく可能性のあることをできるだけ避け、傷を治すことと痛みを減らすことにばかりエネルギーを使っても、ますます傷つきやすくなってしまいかねない。そうならないためには、つねに物事の悪い面だけでなく、いい面にも注意を向けられる大きな視点をもてるようになることである。

終　章

自分の人生を生きる

回復がはじまるとき

トラウマの解消は、最終的な目標ではない。目指しているのは、トラウマがあろうがなかろうが、自分の人生を生きることである。できれば、納得がいき、価値があると思える人生であるほうがいいだろうが、どんな人生にしても、いいことばかりがあるわけではない。つらいことや恥ずかしいこと、怒りに震えることも、ときには起きる。一つをのりこえたと思ったら、また別の問題が起きてくるということも、多いだろう。

それでいいと思う。大事なのは、自分が選択し、自分が望んだ人生を生きるということだ。そこで苦労や困難に出合おうとも、自分の人生を生きているのなら、これでいいと思えるだろう。

真の意味で、トラウマを克服するとは、傷を完全に癒すことでも、傷を完全に防ぐことでもなく、傷ついても傷ついても回復する力を手に入れることであり、意に反することに出くわしても傷つきにくくなることでもある。トラウマを受けることで、よけいに傷つきやすくなるか、それとも傷つきにくくなるかは、トラウマを本当の意味で克服できているかどうかにかかってくる。

ここまで、トラウマへの向き合い方やのりこえ方を学び、実践してきた人は、これまでとは違ったように、日々起きていることを眺められるようになっているだろう。日々の些細な悩みごとにどっぷりつかり、追われるように暮らしながらも、短い時間でも自分を振り返ったとき、自分が、自分の道を歩んでいるという感覚。たとえ、嫌なことや面倒なことが起きても、それに一つ一つ対処していくことが、自分の学びや成長にもつながるという人生に対する信頼を、少しずつとり戻せるようになること。

前進したと思えば、後退したりして、なかなかすんなりとは前に進めないときも多いが、それですべてがダメになったようには思わず、少しがんばりすぎたかなと振り返ったり、体に疲れがたまっていることを自覚して、きょうはいつもより三十分早く寝ようと思うこと。

日々をあたふたと生きながらも、自分を少しだけ客観的に眺めて、必要な軌道修正を施したりすること。そうしたことも、トラウマの支配から自由になっていることを示していると言えるだろう。

少しずつ変わりはじめる

とらわれを脱するにつれ、物事に対する見方や感じ方が少しずつ変わってくる。楽なときや心地よさを感じるときが、前より少しずつ多くなってくる。

人に対しても、自分自身に対しても全部ダメなように思っていたのが、そうでもないところもあると思えるようになる。いいところもあると思えるようになる。それは、負けではない。それこそが心の傷に克《か》つということなのだ。

意地を張って、否定しつづけることが、馬鹿らしく思えてくる。意地を張るより前に進もうと思えてくる。

考え方が少しずつ変わりはじめる。

そういうところもあるけれど、別のところもあると思えるようになる。人に対しても、自分に対してもやさしい気もちになれるときが出てくる。人を責めることも自分を責めることも減っていく。

ときには、昔のことを思い出したり、些細な行き違いで落ち込んだりすることもあるが、また気もちを立て直して、軌道に戻すことができる。

あまり長引かずに自分でのりこえられることが自信となり、そのときどきの状況に振り回されるのではなく、自分の意思で、生活や人生をコントロールできているという感覚が戻ってくる。

回復への二つの道

回復は大きく二つの方向に向かう。二つの方向性（テーマ）のうちの一方が強く現れることもあるし、両方ともが現れることもある。時期を変えて、メインテーマが入れ替わることもある。

一つの方向は、家庭生活や人とのかかわりを大事にし、少しずつそこに喜びを感じられるようになることだ。いままで、一人でいいと思っていたのに、伴侶を求めるようになったり、趣味の仲間との交際を大切にしたり、子どもはいらないと思っていたのに、子どもをもちたいと思うようになったりする。実際、結婚したり、子どもをもって子育てにいそしんだりする。

それまでもパートナーはいたけれど、不満ばかり感じて、始終ケンカをしていたのが、ふと相手の気もちになって考えられるようになる。相手の気づかいに気がついて、こんなやさしいところもあるのだなと思えるようになる。

相手の身になって考えて、行動することで、不満だらけに思えていたことが、少し心地よく感じられたり、感謝する気もちになったりする。

子どもはいたけれども、子育てを楽しむ余裕などなく、毎日イライラと叱りつけることに明け暮れていたのが、自分の基準で子どもを評価したり注意したりすることをやめ、子どもの気もちを考えて、言葉をかけられるようになる。

がんばっているところを認めたり、その子なりに苦労しているところを、いっしょに考えたりすることができる。以前より、イライラすることが減り、やさしく接することが増えていく。

さりげない人づき合いや家事が前より楽しく感じられるようになる。実家には距離をとっているけれど、たまに連絡しなければならないことがあっても、そこまで気もちが乱れることもない。親が抱えていた親自身の課題も、ある程度理解できる。愛情が湧かずに、それでも親の責任をはたそうと、努力したところもあるのだなと思う。

期待するたびに裏切られ、傷ついてきたけれども、それでも親にわかってほしかった。愛されたいと思った。そんな自分を、いまは全部否定するよりも、受け入れたいと思う。親のことがなによりも大事で、だれよりも認めてほしかったときがあったことを、恥じることなんかないと思う。子どもなら、それは当然のことだから。

ただ、たとえどんな事情があろうと、自分は、親たちがしたようにはしたくない。自分にできるのは、親と同じことをしないということ。

身近な人を大切にしようと、心を砕き知恵を絞ること。

人の心を思い、寄り添うこと。自分の思いを押しつけるのではなく、相手の気もちをしっかり受け止めること。

それには大変なこともあるけれども、もっと喜びや心地よさを与えてくれることだと、いまは感じられる。

愛着トラウマは、単なるトラウマではない。愛着という絆のしくみが深いダメージを負った状態だ。愛着障害とトラウマの大きな違いは、愛着は対人関係だけでなく、家庭や子どもをもち、子育てをするためのしくみだということだ。愛着トラウマは、その部分にダメージを及ぼしている。トラウマからいくら回復させても、本当の問題解決にはならない。愛着障害が癒されて、人を愛することができるようになったとき、本当の回復がもたらされたと言えるのである。

もう一つの方向は、自分が愛着トラウマという大きな試練をのりこえるなかで、無力な子どもに、自分が受けたような試練を与える社会の問題に目覚めたり、自分と同じように傷を負った人たちを助けたいという思いをもつようになることだ。トラウマのサバイバーがもつこうした使命感を、ハーマンは「生存者使命《サバイバー・ミッション》」と呼んだ。

自分が受けた過酷な体験や心をズタズタにされた試練を帳消しにすることはできないが、それを超越する方法はあるのだと。それは、自分が受けた過酷な試練を、「他者への贈りもの」に変えることであるが、じつはそのとき、その人自身も癒されているのである。

「外傷的な体験の最終的な回復は、自らが味わった運命に肯定的な意味を見出し、その体験を生き延びたものとしての使命を自覚することにある」と、ハーマンは述べている。

ヴィクトール・フランクルは、アウシュビッツより帰還したとき、友人の医師パウル・ポラックに、自分以外の家族全員が亡くなったことを伝えたあと、涙にくれながらこう語ったのだった。

「パウル、こんなにたくさんのことがいっぺんに起こって、これほどの試練を受けるのには、なにか意味があるはずだよね。ぼくには感じられるんだ。あたかもなにかがぼくを待っている、なにかがぼくに期待している、なにかがぼくを求めている、ぼくはなにかのために運命づけられているとしか言いようがないんだ」(『フランクル回想録』山田邦男訳)

それから、彼が収容所に入れられる前からとり組んでいた『医師による魂の癒し』を完成させると、収容所での体験を『人間の意味探求』として、わずか九日間で口述筆記したのだった。前者の作品を書き上げることは、家族に再会することとともに、生きつづける目的(意味)となって、フランクルを支えてきたことだった。そして、後者では収容所体験の過酷さのなかにあっても、失われなかった人間の強さとすばらしさが語られている。同書は『夜と霧』として出版され、今日も、アウシュビッツの証言としてだけでなく、人間性の本質に迫る考察として欠くべからざる文献となっている。

そして、医師として復帰したあと、それらの作品で提示された考えをさらに発展させた、ロゴセラピー(実存分析)と呼ぶ治療法を実践することになる。

受けた試練の内容は大きく異なるが、マーシャ・リネハンが味わった過酷な体験は、ある意味、もっとも今日的とも言えるものだった。世間的には、成功した両親のもと、社会的な体面や常識を重んじる家庭のなかで認めてもらえず、次第に「困った子」として否定的に見られたマーシャは、自己否定の暗闇に落ち込み、精神科病院への入院によって、さらに自己破壊的衝動が強まることになった。

そうした地獄のどん底において、マーシャは一つの誓いを立てる。いつかこの地獄から抜け出せたら、この場所に戻ってきて、同じように苦しんでいる人々を救い出すのだと。

その道のりは決して平たんではなかった。病院から家に戻ったものの、そこに居場所はなく、兄の暮らすシカゴに移ってからも、自傷行為をして強制入院させられてしまう。

それでも、必ず精神科医となって、自傷行為や自殺企図を繰り返す、自分と同じ苦しみを味わっている人を救うことができる治療法を見つけてみせるという思いは、いっそう強まっていく。

しかし、精神科に入院したという経歴が、医師の道を閉ざしてしまう。だが、結果的に、それが幸いすることになる。社会心理学の大学院に進んだマーシャは、まったく新しい治療法を開拓していくのである。

そして、長い苦難の末に、彼女が病院で立てた誓いは、成し遂げられていくことになる。


その間、何度も大きな困難と試練をのりこえなければならなかった。三十四歳のとき、ニューヨーク州立大学からシアトルのワシントン大学に拠点を移してからも、彼女はアウトサイダーだった。

マーシャは、自殺企図の危険の高い患者に対して、新たな治療法を試みるため、NIMH（米国国立精神衛生研究所）の研究助成金を申請する。だが、あまりにも大胆な研究だったため、審査に当たった専門家も半信半疑だった。だが、マーシャに会って直に話を聞くうちに、もしこの困難な仕事をやり遂げる人物がいるとしたら、この女性をおいてほかにないと思うようになる。

こうして助成金が認められたものの、大学のほうが、マーシャの研究に難色を示す。マーシャが、そうした「危険な」患者を集めることで、自分たちにも迷惑が及ぶのではないかと危惧する人も少なくなかったのである。

そこでもち上がったのが、マーシャのテニュア（終身在職権）取得問題である。大学で、長期にわたって研究を続けていくためには、そこで仕事を続けられる権利であるテニュアを取得する必要があった。マーシャは、まさにその審査を控えていたのである。

マーシャの研究について、粗探しがはじまった。味方になってくれる人もいたが、強硬に反対する人もいた。それでも、擁護に回ってくれる人の助力で、心理学部での投票はなんとか通過することができた。あとは大学の理事会の承認だけだった。

期待が膨らんだが、理事会はマーシャのテニュア取得を却下してしまう。再審査を請求することもできたが、学部長は、理事会の決定に異議を唱えることに消極的で、動こうとはしなかった。このままでは、研究者としての道は閉ざされてしまい、せっかく助成金を得た研究を続けていくことも難しくなる。絶体絶命のピンチだった。しかも、ことがことだけに、マーシャ自身には、どうすることもできなかった。

必死に動いてくれたのは、マーシャの熱意と努力をよく知る上司や同僚だった。マーシャの研究がどれほど重要かを力説して、なんとか説得しようとしてくれたのだ。

学部長は、期限ぎりぎりに再審査の請求に同意する。閉ざされかけた道が開かれ、マーシャのテニュアは、ついに承認される。マーシャは四十歳になろうとしていた。

しかし、この段階では、マーシャはまだ新たなアプローチを開発していたわけではなかった。変化を求める行動療法とありのままに受容するアプローチのあいだでバランスをとることが、どうやら重要だということはわかりつつあったが、マーシャはまだ確信を得るに至っていなかった。

マーシャ自身が長い年月をかけてのりこえてきた問題ではあったが、治療法として確立するためには、苦しみの渦中にある人たちを、もっと短期間で着実に改善へと導ける方法を明確に示す必要があった。

局面を打開するためにマーシャは、テニュア取得を機に三か月のサバティカル（長期休暇）を取得して、禅寺にこもって修行をする。そこには、研究のためというだけでなく、マーシャの個人的な必要性も絡んでいたと思われる。

マーシャと母親ら家族との関係は、表面的には改善していた。その大きなきっかけは、マーシャが心理学博士になったことで、その授与式には、母親も駆けつけてきたのだった。娘が世間的に認められることには賞賛を惜しまなかった。だが、それは、ありのままのマーシャを受け入れたということではなかった。

それから十年余り経過しても、マーシャはいまだに母親ら家族との関係に苦しんでいた。妹のアリーンとは音信が途絶えていた。

母親との手紙でのやりとりは続けていたが、形式的には非の打ちどころのない返事が送られてくるものの、なにかあるたびに手紙を書いて、心を開いた関係になろうとするマーシャの努力にもかかわらず、母親は結局マーシャに本心を見せることも、マーシャを心から受け入れることもなかったのだ。のちにわかったことだが、妹のアリーンに指示して、マーシャとかかわらないようにさせていたのは母親だった。

マーシャは、ロヨラ大学の大学院生だったころ、一人の男性と深く愛し合うようになるが、カトリック牧師を目指していた相手の男性は、マーシャと結婚するためには牧師の道を諦めねばならなかった。マーシャは、何年も振り回された挙句、その男性から、ある日突然、別の女性と結婚すると告げられる。

そうした試練を耐えてこられたのも、自分と同じ苦しみを味わっている人々を救うという決意があったからだろう。

自己肯定感の低かったマーシャは、自分がちゃんと子どもが生めるか心配だったようだ。自分にまったく自信をもてなかった彼女は、同じ苦しみをもつ人たちを救いたいという願い以外にはなんの望みもなく、ほとんど結婚も子どももをもつことも諦めていたのである。

だが、女性として四十歳を迎えて、マーシャのなかには、整理しきれない思いが積もっていたに違いない。

この休暇期間中、マーシャはカリフォルニア北部にあるシャスタ山とドイツのヴュルツブルグにある二か所の禅寺で修行をする。マーシャにとってそこでの修行は、大変な苦痛をともなうものであった。マーシャには、少し落ち着きがなく、いつも注意を散らしながら動き回ってしまうという特性があったようだ。これは、生得的な部分もあったかもしれないが、先の章で述べたように、母親との不安定な愛着関係によって強まってしまった面もあっただろう。

いずれにしても、座禅をすることには大きな困難をともなったのだ。だが、そのとり組みのなかで、苦痛を放っておくという重要な禅の極意を体得することになる。それは、苦悩耐性を高めるスキルとして、彼女の治療法にとり入れられることになる。渇望することが手に入らないという苦しみから、自らを解放する根源的な極意が、そこにはあったのだ。

ヴュルツブルグの禅センターで出会った禅師から、マーシャは自分自身が受け入れられる体験をする。喜びも苦しみも、ただ移り変わっていくという禅のもう一つの極意にもまして、マーシャを癒したのは、禅師のすべてを受け入れるという態度だった。それは、彼女が親から決して与えてもらえなかったものだったのだ。

彼女が「認証 validation」と呼ぶ、もっとも重要な方法を、彼女自身が癒しを味わうなかで、会得するに至ったのである。

予定していた休暇期間を三か月も延長して、禅師のもとにとどまりつづけたが、そこまで彼女を惹きつけたのは、家族のような温かいつながりを味わったことであった。


マーシャは、自身の子どもを生むことはなかったが、のちに思いもかけないことから、「わが娘」と呼ぶ存在をもつことになる。五十歳をすぎたころ、マーシャは、知り合いの紹介で、ペルー人の十五歳の少女を自宅に下宿させることになる。ペルーの将軍の娘で、裕福な家に育ってはいたが、きょうだいが重い病気にかかり、その少女は叔母に預けられて育っていた。そのため、じつの母親としっくりいかなかったようだ。

少女の名はジェラルディンといい、英語を学んだあと、アメリカの名門大学に進むことを希望していた。マーシャは、英語もほとんど話せない、ティーンエージャーの少女と、共同生活をすることになったのだ。最初は、コミュニケーションが難しく、しかも、お嬢さん育ちの少女は、身の回りのことがまったくできなかった。マーシャは、忙しいなか早起きして、その少女の朝食を用意したり、帰りが遅くなったら、車で迎えにいったりしなければならなくなったのだ。

大変な負担が増えることになってしまったのだが、なぜかマーシャは、そのことに進んでとり組んでしまう。もともと献身的で世話好きということもあったのだろうが、そうすることがいつのまにか、生きがいになっていたようだ。マーシャにとっては、子どもを育てることにほかならなかったのだろう。

実際、ジェラルディンは、じつの母親以上にマーシャに懐き、当初、ハーバード大学かスタンフォード大学に進むことを希望していたが、そのままマーシャの家から同じ大学に通うことになる。そして、マーシャと同じ分野へと進み、マーシャをそばで助ける存在になる。彼女もまた、もう一人のマーシャだったに違いない。

お互いが、本当の意味での母親とわが子を手に入れることができたのである。

マーシャがずっと求めつづけていたのは、本当の家族を手に入れることだったように思う。


マーシャのように自分の生存者使命《サバイバー・ミッション》を自覚し、同じ苦しみをもつ存在のために生きることは、しばしば社会を動かす原動力となっていく。

それは生易しい道ではないが、こうした試練を生き抜いた人にしか成し遂げられない道である。

ただし、二つの道のどちらかを諦めなければならないということはない。二つの道は、しばしばつながっていたりする。大げさなことや特別なことをする必要はない。身近な人や仕事で出会った人を大切にするということも、とても大事な生存者使命《サバイバー・ミッション》に思えるのである。

謝辞

精神科医となって三十六年間の臨床において出会い、試練の日々をともにしたすべての人々に感謝したい。ときには落胆することや悲しいこともあったが、与えていただいた多くの喜びや気づき、心動かされる瞬間は、何事にも代えがたいものであった。支えているつもりで、支えられていたのはわたしのほうだったのだと、改めて思う。

末筆ながら、本書のみならず、『発達障害「グレーゾーン」』以来、なかなか進まない原稿を根気強く待ちつづけ、できあがった原稿を丁寧にチェックし、的確な助言とサポートを与えていただいたSBクリエイティブ学芸書籍編集部の杉本かの子氏に、感謝の意を記したい。

二〇二四年　盛夏　　岡田尊司

『トラウマへの認知処理療法　治療者のための包括手引き』P・A・リーシック、C・M・マンソン、K・M・チャード［著］／伊藤正哉、他［訳］／創元社／2019

『トラウマによる解離からの回復　断片化された「わたしたち」を癒す』ジェニーナ・フィッシャー［著］／浅井咲子［訳］／国書刊行会／2020

『〈気づき〉の奇跡　暮らしのなかの瞑想入門』ティク・ナット・ハン［著］／池田久代［訳］／春秋社／2014

『複雑性 PTSD の理解と回復　子ども時代のトラウマを癒すコンパッションとセルフケア』アリエル・シュワルツ［著］／野坂祐子［訳］／金剛出版／2022

『愛着アプローチ』岡田尊司［著］／角川選書／2018

『夜』［新版］エリ・ヴィーゼル［著］／村上光彦［訳］／みすず書房／2010

『そしてすべての川は海へ　20 世紀ユダヤ人の肖像』（上）（下）　エリ・ヴィーゼル［著］／村上光彦［訳］／朝日新聞社／1995

『フランクル回想録　20 世紀を生きて』V・E・フランクル［著］／山田邦夫［訳］／春秋社／1998

『キュリー夫人伝』エーヴ・キュリー［著］／河野万里子［訳］／白水社／2014

『ハンナ・アーレント伝』エリザベス・ヤング＝ブルーエル［著］／荒川幾男、他［訳］／晶文社／1999

『マリリン・モンローの真実』（上）（下）　アンソニー・サマーズ［著］／中田耕治［訳］／扶桑社／1988

『漱石とその時代』（第一部）（第二部）　江藤淳［著］／新潮選書／1970

『一平かの子：心に生きる凄い父母』岡本太郎［著］／チクマ秀版社／1995

『かの子撩乱』瀬戸内晴美［著］／講談社文庫／1974

『ユング自伝　―思い出・夢・思想―』（Ⅰ）（Ⅱ）ユング［著］／ヤッフェ［編］／河合隼雄、藤縄昭、出井淑子［訳］／みすず書房／1972

『評伝ヘルマン・ヘッセ　―危機の巡礼者』（上）（下）ラルフ・フリードマン［著］／藤川芳朗［訳］／草思社／2004

“Building a Life Worth Living: A Memoir Development of Dialectical Behavior Therapy” Marsha M. Linehan, Random House 2021

参考文献

『DSM-5 精神疾患の診断・統計マニュアル』日本精神神経学会［日本語版用語監修］／高橋三郎、大野裕［監訳］／医学書院／2014

『心的外傷と回復』ジュディス・L・ハーマン［著］／中井久夫［訳］／みすず書房／1996

『境界性パーソナリティ障害の弁証法的行動療法：DBT による BPD の治療』マーシャ・M・リネハン［著］／大野裕［監訳］／阿佐美雅弘、岩坂彰、他［訳］／誠信書房／2007

『PTSD 治療ガイドライン　第 3 版』デイヴィッド・フォーブス、他［編］／飛鳥井望［監訳］／金剛出版／2022

『弁証法的行動療法実践マニュアル　境界性パーソナリティ障害への新しいアプローチ』マーシャ・M・リネハン［著］／小野和哉［監訳］／金剛出版／2007

『メンタライゼーション・ハンドブック　MBT の基礎と臨床』J・G・アレン、P・フォナギー［編］／狩野力八郎［監修］／池田暁史［訳］／岩崎学術出版社／2011

『愛着関係とメンタライジングによるトラウマ治療』J・G・アレン［著］／上地雄一郎、神谷真由美［訳］／北大路書房／2017

『過去をきちんと過去にする　EMDR のテクニックでトラウマから自由になる方法』フランシーン・シャピロ［著］／市井雅也［監訳］／二瓶社／2017

『ブレインスポッティング入門』デイビッド・グランド［著］／藤本昌樹［監訳］／星和書店／2017

『身体に閉じ込められたトラウマ　ソマティック・エクスペリエンジングによる最新のトラウマ・ケア』ピーター・A・ラヴィーン［著］／池島良子、他［訳］／星和書店／2016

『ポリヴェーガル理論入門』ステファン・W・ポージェス［著］／花丘ちぐさ［訳］／春秋社／2018

『自我状態療法　理論と実践』ジョン・G・ワトキンス、ヘレン・H・ワトキンス［著］／福井義一、他［監訳］／金剛出版／2019

『「悪い私」はいない　内的家族システムモデル（IFS）による全体性の回復』リチャード・C・シュワルツ［著］／後藤ゆうこ、他［訳］／日本能率協会マネジメントセンター／2024

『内的家族システム療法　スキルトレーニングマニュアル』フランク・G・アンダーソン、マーサ・スウィージー、リチャード・C・シュワルツ［著］／浅井咲子、花丘ちぐさ、山田岳［訳］／岩崎学術出版社／2021

著者略歴

岡田尊司（おかだ・たかし）

1960年、香川県生まれ。精神科医、作家。医学博士。東京大学文学部哲学科中退。京都大学医学部卒。京都大学大学院医学研究科修了。長年、京都医療少年院に勤務した後、岡田クリニック開業。現在、岡田クリニック院長。日本心理教育センター顧問。パーソナリティ障害、発達障害治療の最前線に立ち、現代人の心の問題に向き合っている。著書に『アスペルガー症候群』（幻冬舎）、『愛着障害』（光文社）、『母という病』（ポプラ社）、『パーソナリティ障害』（PHP研究所）、『発達障害「グレーゾーン」その正しい理解と克服法』『発達障害「グレーゾーン」生き方レッスン』（ともにSBクリエイティブ）などベストセラー多数。小説家・小笠原慧としても活動し、作品に横溝正史賞を受賞した『DZ』、『風の音が聞こえませんか』（ともに角川文庫）などがある。

SB新書　667

愛《あい》着《ちゃく》障《しょう》害《がい》と複《ふく》雑《ざつ》性《せい》PTSD

生《い》きづらさと心《こころ》の傷《きず》をのりこえる

2024年9月15日　初版第1刷発行

著　　者　岡《おか》田《だ》 尊《たか》司《し》
発 行 者　出井 貴完
発 行 所　SBクリエイティブ株式会社
〒105-0001　東京都港区虎ノ門2-2-1
装　　幀　杉山健太郎
装　　画　須山奈津希（ぽるか）
本文デザイン　荒井雅美（トモエキコウ）
D　T　P　株式会社 RUHIA
編　　集　杉本かの子
印刷・製本　中央精版印刷株式会社

本書をお読みになったご意見・ご感想を下記URL、
または左記QRコードよりお寄せください。
https://isbn2.sbcr.jp/26365/

落丁本、乱丁本は小社営業部にてお取り替えいたします。定価はカバーに記載されております。
本書の内容に関するご質問等は、小社学芸書籍編集部まで必ず書面にて
ご連絡いただきますようお願いいたします。

ISBN 978-4-8156-2636-5